„Der goldene Hahn steht auf einem Bein“

Renate Sauer

„Der goldene Hahn steht auf einem Bein“

Ein Handbuch für Erwachsene
zum Vorlesen und Mitspielen

金雞獨立

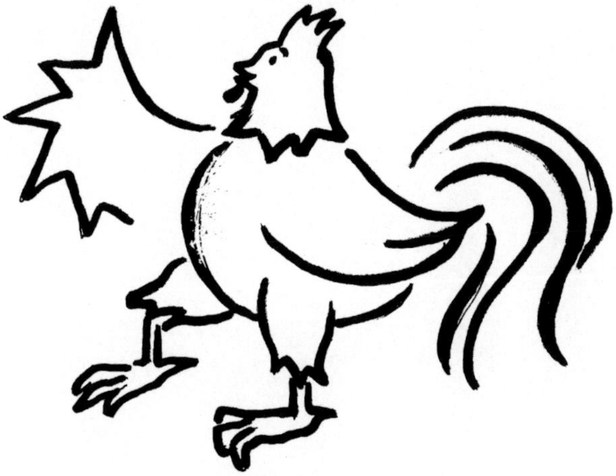

Kinder lernen spielerisch Tai Ji und Qigong
mit kleinen Gedichten und Geschichten

Illustrationen von Kirsten Weiß

Satz, Umschlagdesign, Herstellung und Verlag: Books on Demand GmbH, Norderstedt
ISBN 3-8334-0641-0

Widmung und Danksagung

Dieses Buch möchte ich meinen drei Enkeln Leonie, Toula und Benjamin widmen, die mir bisher nur Freude bereitet haben. Ihr natürliches, entspanntes Wesen bezaubert mich immer wieder. Mögen sie ihre Offenheit und Unbefangenheit möglichst lange behalten.

Vielleicht hilft ihnen dieses Buch ein wenig dabei.

Darüber hinaus geht mein Dank an meine Ausbildner Jutta Sarstedt und Martin Neumann, die meinen Weg zur Tai-Ji-Lehrerin so engagiert betreut haben. Von ihrem Einfallsreichtum, ihrer Freude am Unterrichten und ihrem Engagement, westliche und asiatische Möglichkeiten der Entspannung bei Körperbewegungen miteinander zu verbinden, habe ich sehr profitiert.

Schon im ersten Jahr meiner Ausbildung kam mir der Gedanke, meine persönlichen Erfahrungen als Sportlehrerin an einer großen Berliner Gesamtschule und als Übungsleiterin in verschiedenen Sportvereinen im Erwachsenen-, Kinder- und Jugendbereich schriftlich festzuhalten. Meine Hausarbeit mit dem Titel „Eine Reise in das Land des inneren Lächelns" ist eine methodische Einführung in die „Kleine Harmonie". Sie ist ein Versuch, in der Kindergruppe eines Turnvereins Tai-Ji-Elemente spielerisch einzuführen. Die Kinder haben begeistert mitgemacht; insbesondere liebten sie die Geschichten, die sie sehr gerne spielten. Nach einer Überarbeitung werde ich daraus ein Büchlein für den Grundschul- und Vereinsbereich erstellen.

Aus dem positiven Echo bei den Kindern im Vereinsbereich erwuchs schließlich der Gedanke, ein Buch mit Geschichten zu schreiben, die zum Mitmachen anregen sollen. Methodische Hinweise und vereinfachte Beschreibungen einzelner Tai-Ji- und Qigong-Elemente sollen den Erwachsenen Anregungen geben, mit den Kindern gemeinsam zu spielen.

Danken möchte ich an dieser Stelle meinen MitstreiterInnen bei der Tai-Ji-Lehrer-Ausbildung, die mir während der Fortbildungsstunden und in vielen gemeinsamen Gesprächen Anregungen und Unterstützung für mein Vorhaben zukommen ließen.

Ein ganz besonderes Dankeschön geht an meine Familie, an meinen Mann Hartmut und an meine beiden Töchter Karin und Kirsten, die mich bei meiner Schreibarbeit so liebevoll unterstützen.

Und danke Kirsten für die Illustration des Buches. Ich bin sicher, den Kindern werden deine Bilder sehr gefallen.

Renate Sauer, auch Oma Nate genannt.

Inhalt

Vorwort

Liebe Leserinnen, liebe Leser,

dieses Handbuch richtet sich an alle Erwachsenen, die auf der Suche nach Vorschlägen sind, welche sie im Umgang mit Kindern – sei es auf der Arbeit oder im eigenen Haus – schnell umsetzen können, wenn es gilt, in eine aufgeregte Kinderschar etwas Ruhe zu bringen. Wie oft befinden sich Eltern, Großeltern oder Erwachsene aus dem Kindergarten, Hort oder Grundschulbereich in einer Stresssituation und sehnen sich nach ein wenig Ruhe und Entspannung. Aus meinen eigenen privaten und beruflichen Erfahrungen weiß ich, dass es gut ist, in solchen spannungsreichen Situationen einige Tipps parat zu haben, die einem helfen, die Wogen etwas zu glätten.

Da mir Tai Ji und Qigong persönlich in kritischen Situationen oft halfen, gelassen zu bleiben, habe ich nach verschiedenen Wegen gesucht, auch anderen Menschen diesen Weg zu zeigen. Eine gute Möglichkeit, meine Tipps und Tricks an andere weiterzugeben, die ich nicht persönlich im Gespräch, in der Fortbildung oder in meinen Tai-Ji-Kursen erreichen kann, stellt dieses Buch dar.

Auch wenn sich viele Erwachsene (noch) scheuen, mit den asiatischen Bewegungskünsten Kontakt aufzunehmen, reagieren Kinder ganz anders. Sehen Erwachsene beispielsweise eine Bewegung des Tai Ji Chuan als schwierig an, muss dies nicht bedeuten, dass Kinder genauso empfinden. Für sie stellt eine schwierigere Bewegung oft „nur ein Spiel“ dar, da Kinder gerne spielen. Sie sollen, ja, sie müssen spielen. Kinder sollen ihrer Fantasie freien Lauf gewähren. Fernsehen, Kinovorstellungen und Computerspiele, das riesengroße, täglich wechselnde Angebot ist schon für uns Erwachsene überwältigend. Wie mag diese Fülle dann erst auf ein Kleinkind wirken, das doch in seinem Leben die „Wiederholung“ zur persönlichen Entfaltung so dringend braucht?

Und wo bleibt der Einfallsreichtum der Kinder, wo ihr Träumen, wenn doch schon alles „fertig serviert“ wird? Wo bleibt das Umsetzen von eigenen ausgedachten

Geschichten, wo das fantasievolle Spiel, in dem ein Kind zum Piloten, zur Prinzessin oder zu Harry Potter wird?

Bücher gibt es heute in den unterschiedlichsten und buntesten Ausprägungen, auch wenn sie nicht immer sehr inhaltsreich und manchmal sogar kitschig sind. Aber wer von den Kindern, falls sie noch leseunkundig sind, hat schon das Glück, einen vorlesenden Opa an seiner Seite zu haben? Wer von ihnen kann denn überhaupt noch Zuhörer oder Zuschauer aufweisen, wenn sie etwas erzählen oder vorspielen möchten?

Die „elektronische Übersättigung“ führt häufig dazu, dass die Kinder unlustig werden. Die Unfähigkeit, sich zu konzentrieren, und der Verlust des Spaßes am Lernen kommen ja nicht von ungefähr. Kinder wollen lernen, aber sie möchten es auf ihre Art erreichen. Natürlich, Kinder sind häufig auch einfach „lästig“, nämlich dann, wenn sie gerade etwas anderes wollen als der für sie verantwortliche Erwachsene. Und beide reagieren mit Ungeduld. Aber da Kinder nicht an den Ort ihres Entstehens zurückgebracht werden können, müssen wir uns etwas einfallen lassen. Sie sind da, und sie fordern Zuneigung, Liebe, Zeit, Geduld, Vertrauen. Wer von uns kann das eigentlich heute noch leisten?

Das kleine Buch mit dem fernöstlichen Hintergrund soll ein wenig dazu beitragen, den Erwachsenen einen Einstieg in die chinesische Kunst des Lebens mit Tai Ji und Qigong und der damit verbundenen chinesischen Lebensphilosophie und dem Streben nach Harmonie geben.

Vielleicht gelingt es mir mit meinen „packenden Entspannungsgedichten und -geschichten“, **erst** den gestressten Erwachsenen und **dann mit seiner Hilfe den Kindern** zu helfen, damit sie zur Ruhe kommen und sich entspannen können.

1. Einführung

Was ist eigentlich Tai Ji, und was ist Qigong?

Beide chinesischen Bewegungskünste befassen sich mit dem Körper, dem Geist und der Seele des Menschen. **QiGong, auch Ch' i-kung** genannt, bedeutet „Bearbeiten von Energie“ oder „Kultur der vitalen Energie“. Die Wurzeln des Qigongs gehen über drei Jahrtausende zurück. Buddhismus, Daoismus und Konfuzianismus, mystische Tänze, Kräuterkunde, Massage, Akupunktur, Ernährungslehre, Atemarbeit sowie Meditationen und körperliche Übungen gehören seit Jahrtausenden in China zusammen, sodass wir heutzutage in der westlichen Hemisphäre von diesen traditionellen chinesischen Formen der „Pflege des Qi“ (der Lebensenergie) profitieren. Allerdings ist für uns die Vorstellung, die Menschen auch nur als „Teil des Universums“ zu betrachten, nicht so selbstverständlich wie zum Beispiel für einen Buddhisten. Vielleicht scheuen wir davor zurück, uns während einer Meditation oder beim Ausüben von sanften Bewegungen mit unserem Körper beobachtend auseinander zu setzen, um dann womöglich nur feststellen zu müssen, dass wir doch nicht so bedeutend sind, wie wir es uns einbilden.

Qigong bedeutet also Lebensenergiearbeit, während **Tai Ji** sinngemäß für ein philosophisches Prinzip steht. Das chinesische Schriftzeichen wird oft mit „Firstbalken“ übersetzt, der ja den höchsten tragenden Balken in einem einfachen Holzhaus verkörpert. Darüber hinaus bedeutet es „das höchste Prinzip“. Die Tai-Ji-Monade steht zudem für die Harmonie zwischen hell und dunkel oder für die beiden Urkräfte Yang und Yin. Wenn wir den Begriff umschreibend erklären wollen, wie ich es in diesem Buch mache, bedeutet Tai Ji in Verbindung mit dem Ausdruck „chuan“ (Faust) eine sanfte Kampfsportart. Beim Tai Ji Chuan gehen die Wurzeln nicht ganz so weit zurück, wie es beim Qigong der Fall ist.

Alle Prinzipien des Qigong finden sich im Tai Ji wieder. Während jedoch die meisten Qigong-Bewegungen an Ort und Stelle ausgeführt und sämtliche Übungen mehrfach wiederholt werden, gehen Tai-Ji-Übungen fließend ineinander über und können sich über einen ganzen Raum erstrecken.

Ich berufe mich hierbei unter anderem auf das Taijiquan & Qigong Lexikon von Monika und Gabi Lind.

Was bewirken Tai Ji und Qigong in unserem Körper?

Tai Ji und Qigong bewirken eine allgemeine Entspannung, regen den Kreislauf an, aktivieren Muskeln, Sehnen, Bänder und Gelenke. Sie verhelfen zu einer inneren Gelassenheit und Konzentration und fördern eine wirbelsäulengerechte Haltung, wobei das sich stets ändernde muskuläre Spiel von Spannung und Entspannung die Bewegungen harmonisiert.

Und sie machen einfach Spaß. Die Übungen aus dem Qigong-Bereich, die ich gewählt habe, beziehen sich auf eine ruhige körperliche Bewegung. Die gezielte Atemführung, eine der grundlegenden Methoden beim Üben mit Qigong, lasse ich bei den Kindern aus verständlichen entwicklungsbedingten Gründen außer Acht.

Zu den inneren Prinzipien des Tai Ji rechnet man:

1. den Körper völlig entspannen,
2. wie ein Kind durch die Nase atmen,
3. Flexibilität in der Hüfte bekommen,
4. runde Bewegungen haben,
5. mit der Aufmerksamkeit bei sich sein.

Dies alles sind Merkmale, die ein Kleinkind aufweist, wenn es sich unbeobachtet bewegt und spielt.

Betrachten wir den Punkt 5, dann wird uns sofort klar, dass ein Kind, welches am „Fernseher hängt", seine Aufmerksamkeit auf den viereckigen Kasten richtet. Hält es jedoch seine Puppe liebevoll im Arm oder spielt versunken mit seinem Auto, ist es mit seiner Aufmerksamkeit bei sich. **Es macht auf seine Art und Weise Tai Ji.**

Das Kind stellt sich selbst Aufgaben und spielt sie entspannt durch. Voller Konzentration und Harmonie in seinen runden, fließenden Bewegungen ruht es in sich, ohne bei dieser Art der Tätigkeit zu ermüden. So manch ein Ruf, sich doch die Hände zu waschen oder aufzuräumen, verhallt ungehört. Der Wunsch der Mutter wird in diesem Moment vom Kind als unwichtig eingestuft, nicht etwa aus Trotz oder um die Mutter zu ärgern. Es kann einfach nicht so schnell, wie es die Mutter eigentlich möchte, aus seiner Versunkenheit in die reale Gegenwart zurückkehren.

So ähnlich erleben wir es bei der Ausübung von Tai Ji oder Qigong. Wir verfolgen die Übungen oder Sequenzen, die uns die gewählte Form vorgibt, mit Konzentration und ohne großen Kraftaufwand. Gelingt es uns Erwachsenen, die Gelassenheit und Intensität des Kindes beim Spielen zu erreichen, spüren auch wir eine Flexibilität in der Hüfte. Dann sind unsere Bewegungen rund und harmonisch. Wir ermatten trotz der körperlichen Aktivität nicht – im Gegenteil: Nach dem Üben von Tai-Ji- oder Qigong-Elementen fühlen wir uns erfrischt und voller Energie, voller Lebensenergie.

Dieses Empfinden entspricht dem des Kindes beim Spiel, wenn es etwa in der Fantasie am Steuerknüppel eines Flugzeuges sitzt und es sicher zum Landen bringt. In der Vorstellung (chinesisch Ji genannt) lässt der Tai-Ji-Praktizierende die Lebensenergie in den Meridianen fließen und spürt sie wirklich – sei es durch Erwärmen der Hände, des Bauches, der Füße oder durch andere Symptome.

Und beide, sowohl das Kind als auch der Erwachsene, sind in solchen Momenten glücklich und mit sich und der Umwelt eins.

Einige didaktische Überlegungen

In diesem Büchlein habe ich mich bemüht, den allseits bekannten „Prinzipien“ keinen großen Spielraum theoretischer Art zu lassen, und versucht, sie in die Praxis umzusetzen. Alle Gedichtchen und Geschichten haben einen Aufforderungscharakter. Sie lassen den Kindern die Möglichkeit, eine eigene Initiative zu ergreifen; und wenn das Kind nicht „mitspielen“ möchte, ist es ein bestimmt umso aufmerksamerer Beobachter.

Einige pädagogische Überlegungen

Diese betreffen in erster Linie dich, liebe Leserin, lieber Leser.

Ich gehe davon aus, dass du **keinerlei** Erfahrungen mit Tai Ji oder Qigong hast. Somit wird der erste Schritt darin bestehen, dich davon zu überzeugen, dass Tai Ji und Qigong auch dir erst vertraut sein müssen, ehe sie weitervermittelt werden. Daher möchte ich dich bitten, die angegebene Reihenfolge zu beachten, wenn du dich nun dem nächsten Abschnitt zuwendest.

2. Methodische Tipps und Tricks für:

A. GrundschullehrerInnen, ÜbungsleiterInnen und ErzieherInnen

1. Womit beginnen?

1. Lies dir bitte das Bewegungsgedicht einmal durch. Achte aber noch nicht auf die Erklärungen unter den fettgedruckten Zeilen, sondern lass deiner Fantasie beim Lesen freien Lauf. Sicher erkennst du, dass es recht kindgemäß geschrieben ist, wobei du die einzelnen Vierzeiler gewiss beim zweiten oder dritten Mal des Durchlesens bereits auswendig kannst. Betsimmt hast du deine Vorstellung, wie ein Hahn, die Sonne oder ein Baum mit deinen Händen, ja mit deinem ganzen Körper darzustellen sind. Glaube mir, die Kinder können das auch und bestimmt viel natürlicher, runder, harmonischer, „Tai-Ji-gemäßer", als wir Erwachsene es ihnen anfangs vormachen würden.

Also lass das **Vormachen,** wenn du später mit den Kindern gemeinsam spielst, anfangs weg.

2. Nachdem dein Vorstellungsvermögen eine Chance hatte, kommt nun die körperliche Bewegung an die Reihe. Spiel nun den Hahn, die Sonne, den Baum. Trau dich, zu krähen, als Sonne zu strahlen oder als Baum fest in der Erde verwurzelt zu stehen. Jetzt beginnst du mit deiner ersten ernsthaften „Qigong-/Tai-Ji-Lektion".

3. Der nächste Schritt wäre folgender: Vergleiche doch deine erfundenen Bewegungen mit den Begriffen und Erklärungen, die ich unter die einzelnen Strophen gesetzt habe. Gewiss werden sie dir helfen, den Hintergrund des „geheimnisvollen Tai Chi und Qigong" besser zu verstehen und vielleicht sogar daran Gefallen zu finden. Außerdem ist sowohl am Ende der Verse als auch der Geschichten ein Hinweis, welche Abbildung dir bei der Umsetzung der Hinweise in Bewegungen helfen kann.

4. Helfen dir die Piktogramme, weil du vielleicht „ein Augenmensch“ bist, dann ist jetzt die Gelegenheit gekommen, sie dir noch besser einzuprägen.

5. Eine Kombination aus den Bewegungen, die du dir überlegt hast und den von mir vorgegebenen, könnte sich nun anschließen.

6. Lass dir bei jeder Strophe Zeit. Wiederhole die einzelnen Bewegungen mehrmals, bis du dich sicher und gleichzeitig entspannt fühlst.

7. Nun schau doch einmal nach, was du für Alltagsmaterialien hast, die du für deine Kindergruppe verwenden könntest. Dekorationen und Kostüme machen dir und der Gruppe den Einstieg in die Welt des Qigong und Tai Ji bestimmt leichter.

Überall liegen viele Gegenstände herum, die dir helfen werden – dir und deiner Gruppe natürlich. Stellt ein Stück einer alten Gardine nicht einen hervorragenden Schleier für die Prinzessin dar? Weiße und graue Chiffon- oder Seidentücher, Luftballons oder Seifenblasen können so wunderschöne leichte Wolken sein. Eine Klangschale oder die sanfte Entspannungsmusik einer CD zaubern „himmlische Musik“ in jede Turnhalle. Und ein Paar ausgestopfte grüne Gartenhandschuhe sind rasch zu drohenden Drachenkrallen umfunktioniert.

Lass deiner Fantasie freien Lauf.

8. Nehmen wir an, du bist Grundschullehrerin in der zweiten Klasse und hast noch nie eine Bewegungsgeschichte gespielt. Geh in deine Gruppe, nachdem du dich für die ersten drei Strophen des Bewegungsgedichtes entschieden hast, und nimm einige „Kostüme“ mit. Gestalte deinen Unterricht so wie immer. Lass dir aber am Ende vielleicht fünfzehn Minuten Zeit und weck die Neugier deiner Kinder, indem du die Kostümteile ohne nähere Erklärungen auf den Tisch legst. Lass sie raten, warum du die Sachen mitgebracht hast. Jetzt erst erzähl ihnen vom **Bewegungsgedicht.**

Ja, und wenn du schließlich die Strophen vorgetragen hast, wartest du einfach ab, was passiert. Ich bin sicher, von den Kindern möchte bestimmt fast jeder den „krähenden Hahn“ spielen. Und damit wäre der Bann gebrochen.

2. Und wie geht es weiter?

1. Lass dir für das ganze Gedicht Zeit, und spiel es anfangs nicht täglich. Sicher findest du die geeigneten Momente heraus, denn du kennst deine Gruppe besser als jeder andere. Wenn du das Gefühl hast, die beschriebenen Bewegungen werden von den Kindern harmonisch ausgeführt (ohne das Schielen zum Nachbarn z. B.), dann kannst du zum nächsten Schritt übergehen.

2. Sicher hast du schon die Geschichten durchgelesen und deine Gruppe hat dich auf einige gute Ideen zur Umsetzung gebracht. Nehmen wir an, ein Fest oder eine kleine Begegnung mit Eltern und Kinder soll in der nächsten Zeit im Kindergarten, Hort oder in der Schule stattfinden. Hier mein Vorschlag: Fang an, dich mit der Geschichte vom „Goldenen Hahn“ vertraut zu machen. Notier dir auf Extrazetteln einige Stichpunkte zu den einzelnen Figuren (Hähne, Baum, Busch, Sonne, Kirchturm, Hennen usw.). Beim entsprechenden Anlass bittest du die Eltern, gemeinsam mit ihren Kindern eine „Geschichte zu spielen“. Erläuter kurz, teil die Zettel aus, wenn sich Eltern und Kinder für einen Part entschieden haben, und gib den Gruppen fünf oder zehn Minuten Zeit zum Proben. Übernimm dann selbst den Part des/der Erzählers/in und führ während des Vorlesens Regie.

Du wirst sehen, ihr werdet alle viel Spaß haben. Und auf diese spielerische Art hast du nebenbei in den Eltern die Neugier auf Tai Ji und Qigong geweckt.

3. Ab hier brauch ich kaum noch Tipps und Tricks zu geben. Gewiss werden die Kinder in deiner Gruppe bald die Gedichtchen auswendig können. Gut möglich, dass ihnen je nach Alter und Veranlagung einige davon gefallen und sie mehr Lust auf Tai Ji und Qigong bekommen. Vielleicht hast auch du das Gefühl, eine Möglichkeit gefunden zu haben, in kritischen hektischen Momenten „Ruhe einkehren“ zu lassen.

Ich freue mich, wenn ich dir helfen konnte, dass du dir ab und zu einmal ein „inneres Lächeln“ selbst im stressigen Alltag gönnst.

B. Und die anderen Erwachsenen

1. Anregungen für Tai-Ji- und Qigong-Lehrer

Solltest du jedoch selbst ein Tai-Ji-Begeisterter sein, dann hast du es viel einfacher, da dir die Bewegungen bereits geläufig sind. Vielleicht hast du nun auch den Mut, eine Kindergruppe für Tai Ji zu eröffnen, auch wenn du noch unsicher bist, weil Kinder sich doch nach Meinung vieler Erwachsener „so richtig austoben sollen", eine Form des Sports, die freilich deiner gewählten Disziplin nicht so sehr entspricht.

Aber das ist doch kein Problem. Zum Anfang jeder Stunde fallen dir bestimmt Laufspiele ein, bei denen sich die Kleinen richtig austoben können. Selbst ein kleiner Raum bietet dazu viele Möglichkeiten. Wenn du darüber hinaus die Ruhephase mit einem kleinen Gong oder einer Klangschale einleitest, kommst du den Bedürfnissen der Kinder nach Bewegung **und** Entspannung entgegen.

Und einen Vorteil hast du auch noch durch deinen Tai-Ji-Erfahrungsschatz. Das Vertrautwerden mit den Gedichten und Geschichten ist genauso, wie ich es in den vorangegangenen Abschnitten beschrieben habe. Solltest du allerdings merken, dass die Kinder nach mehr Bewegung verlangen, ändere doch die Geschichten um. Nichts leichter als das: Erweitere sie, füge neue Bewegungen hinzu, lass die Kinder eigene Geschichten erfinden. Wichtig ist nur eines: Fang einfach mit Tai Ji oder Qigong an, dann hat sich der Zweck meines Schreibens schon gelohnt.

2. Mama, Papa, Oma …

Gehörst du jedoch in die große Sparte der Erwachsenen, die nur ganz wenige Kinder zu betreuen haben, dürftest du sicher die Erzählungen wählen, die mehr den Gutenachtgeschichten ähneln. Selbstverständlich kann man auch diese wunderbar spielen, wobei gegen Ende die Entspannungsphase langsam in die Schlafphase übergeht. Und wie du weißt, gibt es überall Lieblingsgeschichten. Vielleicht ist eine meiner Geschichten dazu auserkoren, für die nächsten Abende dein Kind in den Schlaf und in das Land der Träume zu begleiten. Das würde mich sehr freuen.

Viel mehr bleibt nicht zu sagen, oder doch! Vielleicht dieses kleine Zitat, entnommen der Seite 77 (siehe Literaturhinweis) aus dem Büchlein „Tai Ji“ von Chugliang Al Huang:

„Öffne deinen Geist.
Öffne dein Herz.
Öffne deinen Körper.
Öffne dein Selbst.
Entspanne dich und lächle.
Du bist Tai Ji.

3. Und so könnten die Bewegungen in den Gedichten und Geschichten aussehen

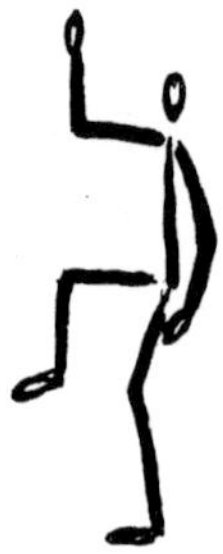

Abb. 1:
„Der goldene Hahn steht auf einem Bein“

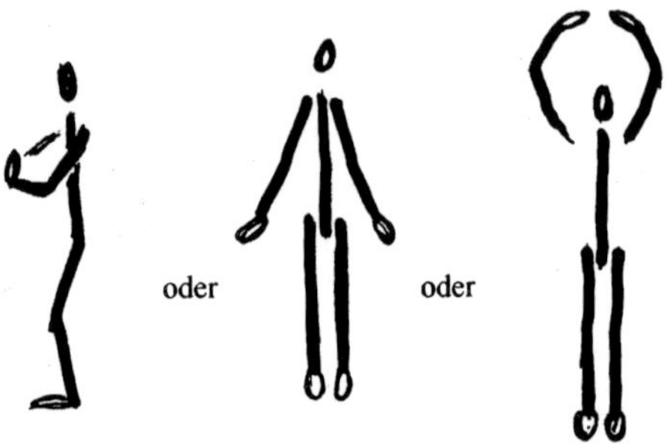

Abb. 2a Abb. 2b Abb. 2c
„Die Standpfahlübung “ (auch Pfahl-, Baum-, Bärstellung genannt)

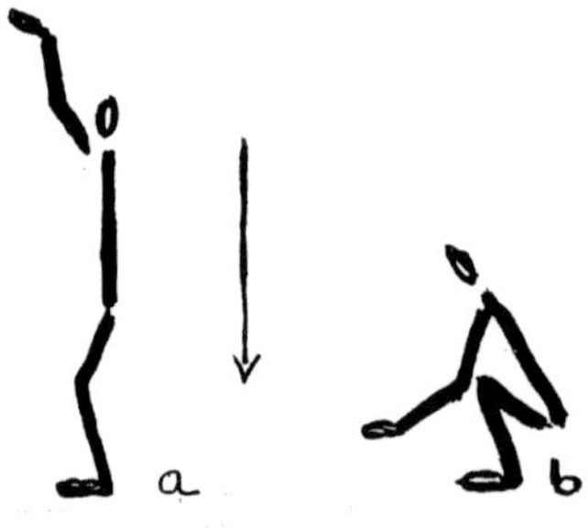

Abb. 3a Abb. 3b
„Wasser“ (Regen)

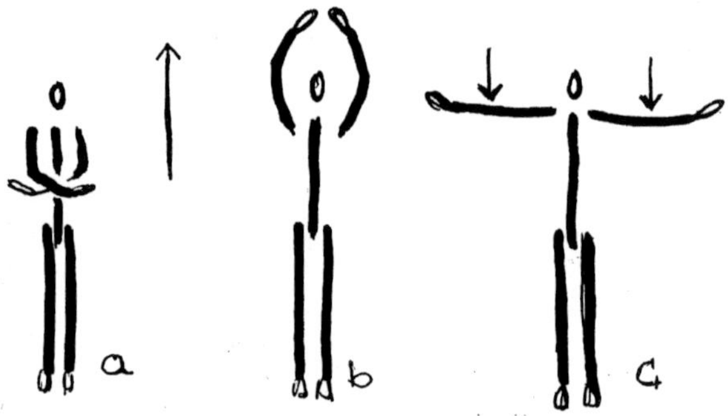

Abb. 4a Abb. 4b Abb. 4c
„Wolken teilen“

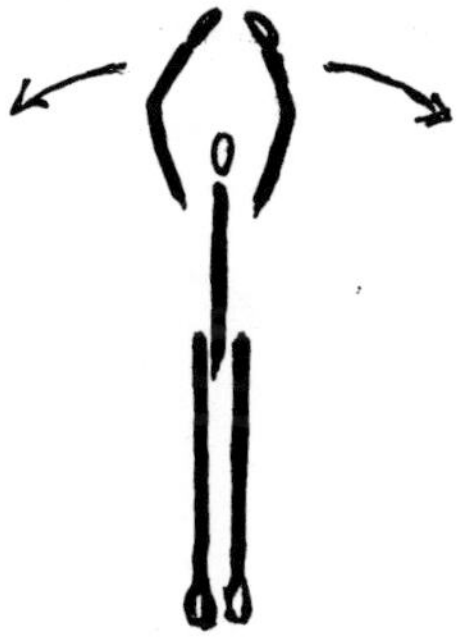

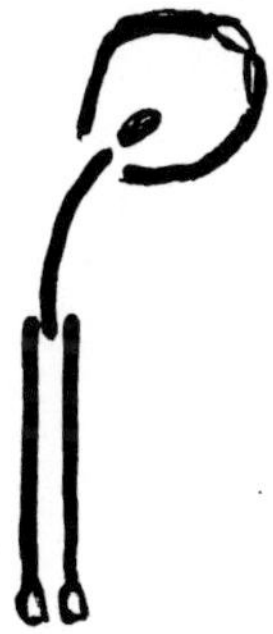

Abb. 5a Abb. 5b

„Den Regenbogen schwenken“

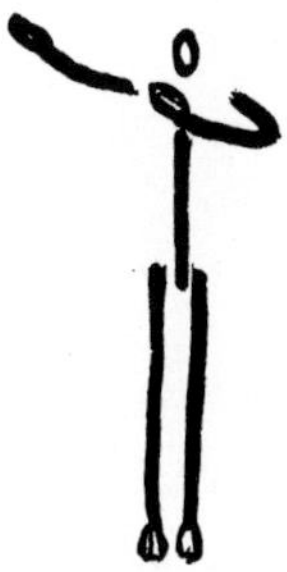

Abb. 6

„Den Mond über der Schulter ansehen“

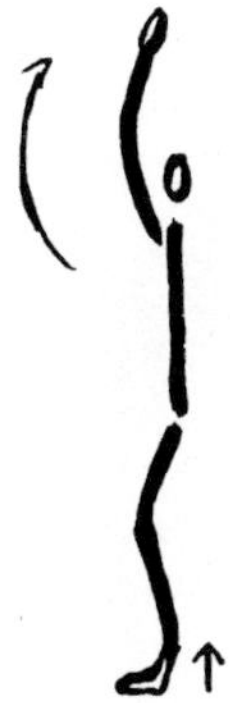

Abb. 7

„Der Flug der Wildgans“

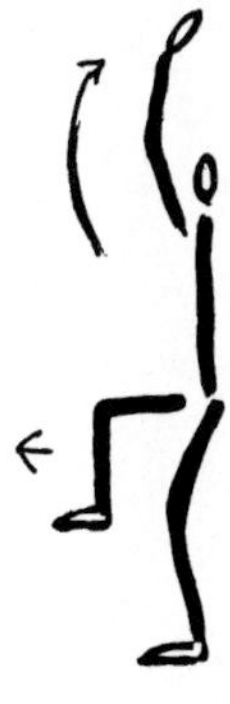

Abb. 8

„Der Spaziergang des Kranichs“

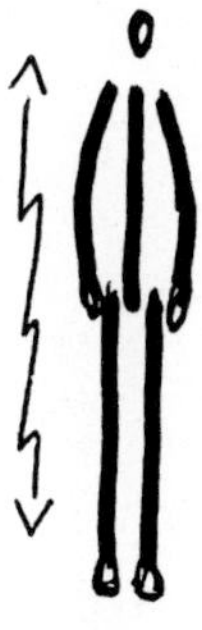

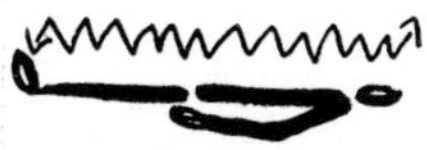

Abb. 9a Abb. 9

„Schüttelübung“ (stehend, liegend)

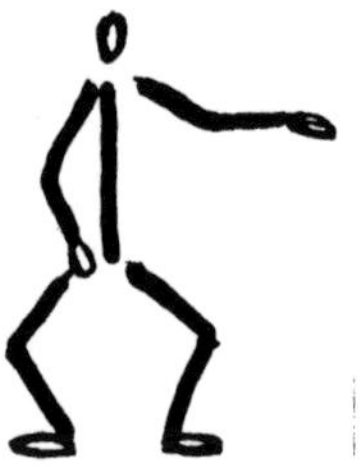

Abb. 10
„Der Drache zeigt seine Krallen“

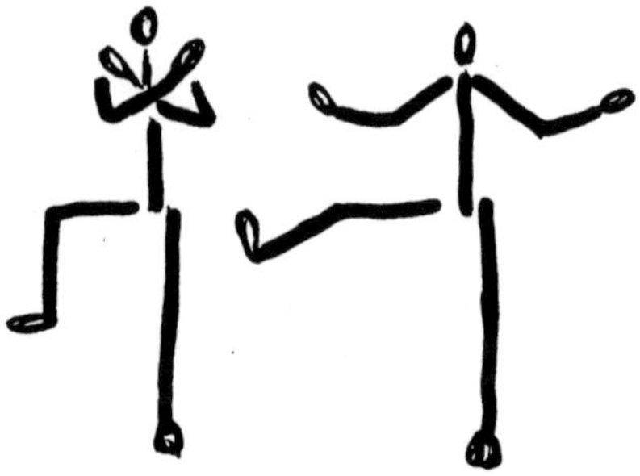

Abb. 11a Abb. 11b
„Der Fersenstoß“

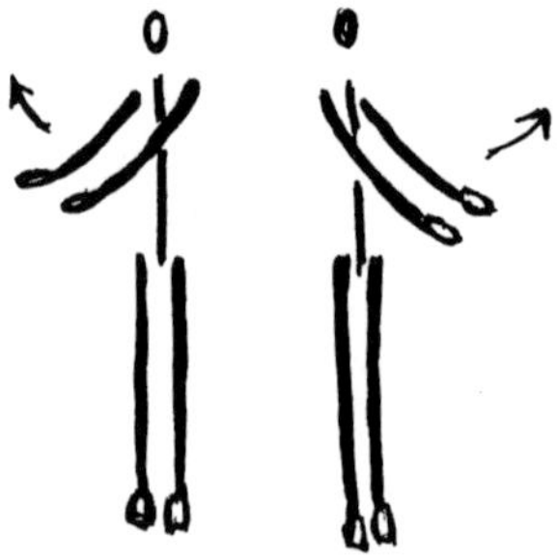

Abb. 12a Abb. 12b
„Die Seidenfadenübung“

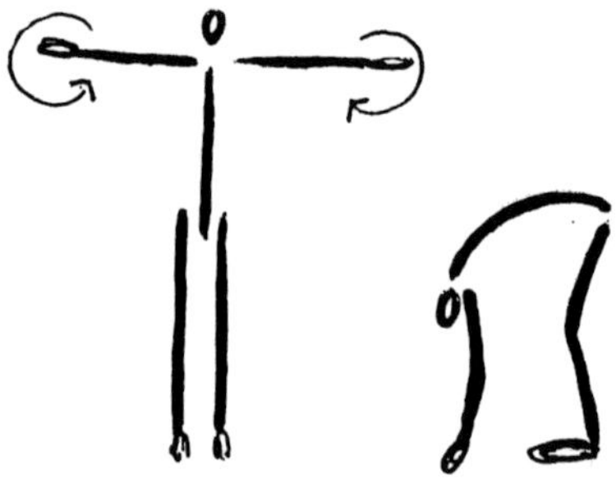

Abb. 13a Abb. 13b
„Das Erwachen der Lotosblüte“

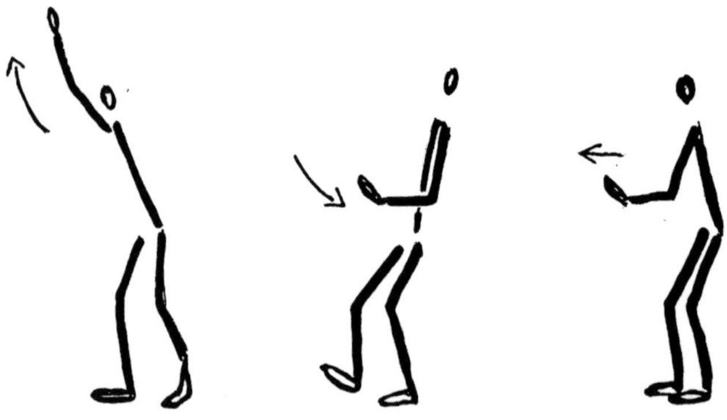

Abb. 14.a Abb. 14.b Abb. 14c
„Die Welle schieben“

Und nun viel Spaß beim Üben und Spielen

4. „In meinem Traum seh' ich die Lotosblüte"

Das Tai Ji Qigong Bewegungsgedicht

Die zwölf vierzeiligen Verse sind leicht zu erlernen, und regen zum Zuhören, Mitsprechen und Mitmachen an.

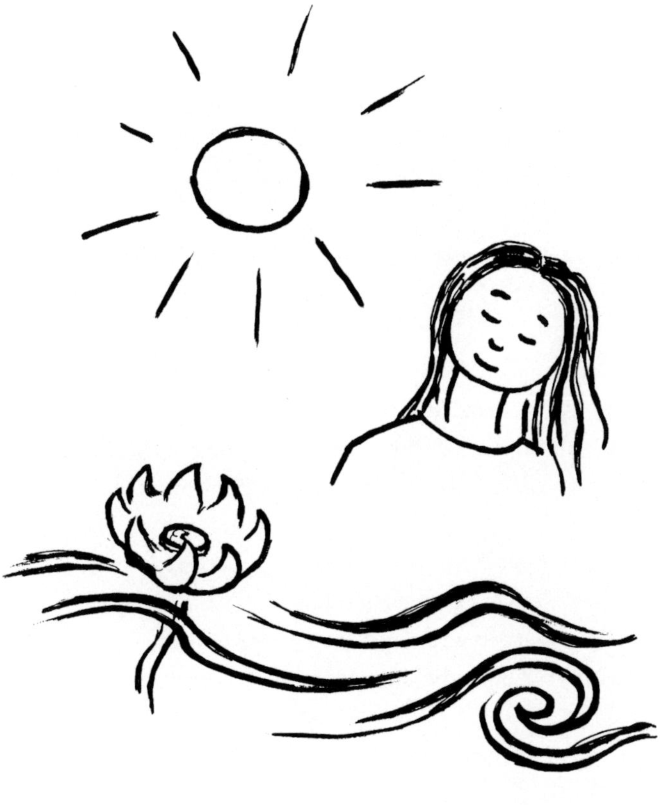

„In meinem Traum seh' ich die Lotosblüte"

das Tai Ji Qigong Bewegungsgedicht

1. Vers Der goldene Hahn steht auf einem Bein.
Er begrüßt die Sonne und fängt an zu schrei'n:
„Kikerikiiii, heraus ihr Hühner, werdet wach,
es beginnt für uns alle ein herrlicher Tag."

2. Vers Auch ich freue mich auf diesen Morgen.
Ich danke der Sonne, denn ich fühle mich geborgen
unter ihrem hellen wärmenden Schein.
Drum lasst uns alle jetzt fröhlich sein.

3. Vers Es freut sich mein Körper, es freut sich mein Bauch.
Kopf, Arme und Beine, die freuen sich auch.
Ich reibe die Hände und wasche mein Gesicht,
ich kämme die Haare, vergesse die Ohren auch nicht.

4. Vers Dann ruf i c h: „Guten Morgen Sonne am Himmelszelt.
Guten Tag Regen, der herniederfällt."
Ein Gruß an die Wolken, die hoch oben schweben.
Und aus Wasser und Sonne den Regenbogen weben.

5. Vers Ich danke der Erde, welche ruhig und fest,
mich auf dem Boden stehen lässt.
Ruhig und stark wie ein Baum steh ich nun.
Eine lange Zeit habe ich nichts als träumen zu tun.

6. Vers In meinen Träumen sehe ich das Meer.
Die Wellen schieben sich hin und her.
Und in dem Teich zu meinen Füßen
will die Lotosblume auch den Tag begrüßen.

7. Vers Ich sehe den Bären, den Mond und den Baum,
den lachenden Schmetterling in meinem Traum.
Ich freue mich über alle Dinge auf dieser Welt,
auch wenn mir gerade kein Name einfällt.

8. Vers Wildgänse am Himmel ihre Flügel schlagen.
Den Kranich im Gras höre ich „Hallo“ zu mir sagen.
Der Drache zeigt abwehrend seine Krallen,
das will dem Wildpferd gar nicht gefallen.

9. Vers An einem Wäschepfahl sehe ich einige Tücher gar seidig.
Sie spielen mit Sonne und Wind, sind so geschmeidig.
Da kommen zwei Tiger aus dem dunklen Wald,
der eine ist jung, der andere sehr, sehr alt.

10. Vers Der junge Tiger zeigt den Seidentüchern die Pranken,
da fangen die bunten Tücher an heftig zu schwanken.
Der alte Tiger jedoch brüllt laut, und die Tücher heben
sich sanft weg von dem Pfahl und beginnen zu schweben.

11. Vers Ein Krähenkind nach seiner Mama schreit,
ein Ritter seine Fußsohlen zeigt.
Dann ertönen sanfte Klänge im Raum.
Mein Atem geht ruhig, ich höre ihn kaum.

12. Vers Ich schließe die Augen, bleib ruhig stehen.
Und lasse die Ruhe bis in mein Herz hineingehen.
Dann öffne ich die Augen und reich dir die Hände.
Wir sind wieder wach, der Traum ist zu Ende.

Methodische Vorschläge, wie man das Bewegungsgedicht spielen könnte

1. Vers **Der goldene Hahn steht auf einem Bein.**
Er begrüßt die Sonne und fängt an zu schrei'n:
„Kikerikiiii, heraus ihr Hühner, werdet wach,
es beginnt für uns alle ein herrlicher Tag."

Man steht auf dem rechten Bein und hebt gleichzeitig das linke Bein und den linken *Arm hoch, beide leicht angewinkelt. Danach wechseln und häufig wiederholen. (Abb.1)*

2. Vers **Auch ich freue mich auf diesen Morgen.**
Ich danke der Sonne, denn ich fühle mich geborgen
unter ihrem hellen wärmenden Schein.
Drum lasst uns alle jetzt fröhlich sein.

Arme ausbreiten, Sonne markieren (vielleicht einen großen Kreis mit den Armen machen), mehrmals wiederholen. Die Kinder sind hier sehr einfallsreich, vielleicht lächeln sie auch dabei. Zum Schluss kräftig in die Hände klatschen.

3. Vers **Es freut sich mein Körper, es freut sich mein Bauch.**
Kopf, Arme und Beine, die freuen sich auch.
Ich reibe die Hände und wasche mein Gesicht,
ich kämme die Haare, vergesse die Ohren auch nicht.

Meridiane abklatschen. *(Nach der chinesischen Vorstellung verlaufen die Yin-Meridiane an der Innenseite des Körpers, die Yang-Meridiane an der Außenseite.) Die Innenseiten der Arme in Richtung Finger, mit links beginnend, abklatschen, anschließend auf der linken Armaußenseite zurück in Richtung Körper. Auf der rechten Seite wiederholen. Dann zuerst zum linken Bein, später zum rechten übergehen.*

„Laogongpunkte waschen", *das heißt, die Hände kräftig reiben, wodurch die Meridiane der Hände aktiviert werden, so zum Beispiel der 8. Punkt des Herzkreislaufmeridians, „der Palast der Arbeit".*

4. Vers **Dann ruf ich: „Guten Morgen Sonne am Himmelszelt.**
Guten Tag Regen, der herniederfällt.“
Ein Gruß an die Wolken, die hoch oben schweben.
Und aus Wasser und Sonne den Regenbogen weben.

Die Bewegung der Sonne wiederholen. Anschließend gleiten die Hände ruhig zur Erde, genauso wie ein sanfter warmer Sommerregen fallen würde. Dabei in die Hocke gehen. Mehrmals wiederholen. Dies ist die „Wasserübung“ aus der „Kleinen Harmonie“. *(Abb. 3a und 3b)*

Gestreckte, gekreuzte Arme vor der Brust heben. Handrücken zeigen nach oben, erst beim Absenken der Arme an den beiden Körperseiten drehen sie sich zur Erde. Der Blick verfolgt die offenen Hände. Diese Übung stammt aus dem Tai Ji Qigong und heißt: „Die Wolken teilen“. *(Abb. 4a, 4b und 4c)*

Fortgeschrittene können darüber hinaus die „Wolkenhände“, *eine Sequenz aus der „24er Pekingform“, ausüben. Eine kindgemäße methodische Entwicklung ist in der gleichnamigen Geschichte zu finden.*

Gestreckte Arme schulterbreit vor dem Körper hochführen. Dann neigen sich die gestreckten Arme – während man im gleichen Abstand bleibt – von rechts nach links und zurück. Mehrmals wiederholen. Diese Qigong-Übung heißt: „Den Regenbogen schwenken“. *(Abb. 5a und 5b)*

5. Vers **Ich danke der Erde, welche ruhig und fest,**
mich auf dem Boden stehen lässt.
Ruhig und stark wie ein Baum steh ich nun.
Eine lange Zeit habe ich nichts als träumen zu tun.

Standpfahlübung: *Die Beine stehen, leicht gebeugt, hüftbreit auseinander fest am Boden. Die Arme können so, als würden sie einen großen Ball umarmen, vor dem Bauch gehalten werden.*

In einer anderen Form *hängen sie, leicht gestreckt, abstehend nach unten, oder in einer* weiteren Form *werden sie wie eine Baumkrone über den Kopf geführt. Dies sind alles alte* Qigong-Meditationshaltungen. *(Abb. 2a, 2b und 2c)*

6. Vers **In meinen Träumen sehe ich das Meer.**
Die Wellen schieben sich hin und her.
Und in dem Teich zu meinen Füßen
will die Lotosblume auch den Tag begrüßen.

Nachdem die Kinder eine Weile mit geschlossenen Augen dastanden, spielen sie nun das, was sie im Traum gesehen haben.

Die Wellenbewegung kommt ebenfalls aus dem Tai-Ji/Qigong-Bereich. Man steht im Bogenschritt, *das heißt, ein Bein ist wie bei einem Schritt nach vorne gestellt. Am sichersten steht man, wenn man die Beine etwa zwei Handbreit auseinander stellt. Ich gebe den Tipp: „Stell dir vor, du bist noch ganz klein und hast eine Pamperswindel um." Die Arme werden vom Bauchbereich vorwärts nach oben geschoben, als würde man einen schweren Gegner wegschieben. Mit dieser Vorstellung geht man automatisch nach vorne und hebt wie gewünscht etwas die hintere Ferse vom Boden. Beim Zurückrollen des Körpers wird das Gewicht auf das hintere Bein verlagert und die vordere Fußspitze darf sich vom Boden lösen. Dann schiebt man mit beiden Füßen, fest am Boden stehend, in Gedanken einen sehr schweren Gegenstand mit beiden Händen in Brusthöhe von sich weg. (Partnerübung: Der erste Partner macht sich steif wie ein Brett, der andere versucht, ihn wegzuschieben, ohne dass sich beide von der Stelle bewegen). Diese Bewegung heißt:* „Die Welle schieben". *(Abb. 14a, 14b und 14c)*

Die zweite Bewegung heißt: „Das Erwachen der Lotosblüte". *Bei dieser Qigong-Übung werden die Arme, gestreckt seitwärts, bis auf Schulterhöhe angehoben, während die Handflächen zunächst nach oben zeigen und dann nach unten gedreht werden. Dies wiederholen wir dreimal. Beim vierten Mal beugt man sich erst mit geradem Rücken und ausgestreckten Armen nach vorne, senkt Wirbel für Wirbel weiter ab, bis die Hände den Boden berühren. Jetzt verharrt man eine Weile, entspannt und ruhig atmend, in dieser Stellung. Man kommt wirbelsäulenfreundlich wieder in die Ausgangsstellung zurück, indem man zuerst die Knie nach vorne schiebt und dann die Wirbel wie die „Perlen auf einer Kette" nacheinander von unten nach oben aufrichtet. (Abb. 13a und 13b)*

7. Vers **Ich sehe den Bären, den Mond und den Baum,**
den lachenden Schmetterling in meinem Traum.
Ich freue mich über alle Dinge auf dieser Welt,
auch wenn mir gerade kein Name einfällt.

Bär- und Baumhaltung *entsprechen* der Standpfahlhaltung. *(Abb. 2a, 2b, 2c)*

Mondhaltung. Dabei habe ich an die Übung aus dem Tai Ji Qigong gedacht, die den Namen „Den Mond über der Schulter ansehen" *trägt. Man dreht sich zum Beispiel nach rechts, hält seine rechte Hand offen nach oben, als ob auf ihr der Mond Platz genommen hat, und bringt seinen linken Arm ebenfalls zur rechten Seite, als wolle man verhindern, dass der Mond von der Hand fällt.*
Langsam ausführen und dann die Seite wechseln. (Abb. 6)

„Lachender Schmetterling": Ich habe dazu die Geschichte geschrieben, in der der Schmetterling sich vor Lachen ausschüttelt. In diesem Zusammenhang gibt es eine alte aus den tibetanischen Klöstern bekannte Übung, die folgendermaßen aussieht: Man steht in der Grundhaltung, während die Füße fest mit dem Boden „verankert" sind. In Gedanken beginnt man sich, von unten nach oben, in leichte Schüttelbewegungen zu versetzen. Nach einer Weile fängt der Körper mit sachten Schüttelbewegungen an, die immer stärker werden, eine Weile andauern und schließlich an Intensität wieder abnehmen. (Abb. 9a)

Diese Schüttelbewegung *lockert die Muskulatur auf, wobei man in der Vorstellung alle negativen Gedanken und Einflüsse aus dem Körper entfernt. Nachdem man zur Ruhe gekommen ist, lässt man in Gedanken die positive Energie wieder auf sich wirken. Sie soll bis ins* „untere Dantian, dem Zinnoberfeld" *unterhalb des Bauchnabels absinken. Als Vorbereitung kann man auch mit der Vorstellung arbeiten, dass man ein Milchgetränk in einem Shaker herstellt, bei dem zum Schluss die durchgeschüttelte Masse zur Ruhe kommt und in die Tiefe sinkt.*

8. Vers **Wildgänse am Himmel ihre Flügel schlagen.**
Den Kranich im Gras höre ich „Hallo“ zu mir sagen.
Der Drache zeigt abwehrend seine Krallen,
das will dem Wildpferd gar nicht gefallen.

Dazu gehört der „Flug der Wildgans“, *eine Übung aus dem Tai Ji Qigong. Man steht in der Grundhaltung und hebt die Arme, während man auf die Zehenspitzen steigt, über den Kopf nach oben. Die Handrücken gehen bei den älteren Kindern zusammen, bei kleineren treffen sich die Handflächen, sofern sie es schon können. (Abb. 7)*

„Der Spaziergang des Kranichs“: *Bei der einfachen Form werden Arme und ein Bein zusammen angehoben, das heißt, die Arme über den Kopf nach oben führen und gleichzeitig das Bein strecken. Während man die Arme wieder absenkt, wird das hochgehobene Bein auf den Boden abgesetzt. Die kompliziertere Ausführungsbeschreibung der Form ist bei K. Moegling: „Tai Chi Chuan – Ein Lehrbuch für Anfänger und Fortgeschrittene“ zu finden. (Abb. 8)*

Die Drachenübung ist eine alte Atemübung aus dem Qigong-Bereich und wird in unterschiedlicher Ausführung schon seit Jahrhunderten im Shaolinkloster praktiziert. In der vereinfachten Form ist sie auch für Kinder durchaus anzuwenden.

Man steht in der breiten Grätschstellung, auch „Reiter- oder Pferdhaltung“ *genannt. Die Fußspitzen dürfen ein wenig nach außen zeigen. Während man nun etwas in die breite Kniebeuge hinuntergeht, bleibt der Oberköper senkrecht. Dann streckt man eine Hand zur Seite aus, macht eine „Krallenhand“, faucht etwas und zieht die Krallenhand wieder ein, ehe man sie als Faust auf die Hüfte setzt. Danach Wechsel zur anderen Hand. Die Form heißt:* „Der Drache zeigt seine Krallen“. *(Abb. 10)*

„Wildpferd“-Haltung: Für kleinere Kinder empfehle ich, sie einfach springen und dabei laut wiehern zu lassen. Für ältere oder fortgeschrittene Kinder kann man die „Mähne des Wildpferdes teilen“ und die 2. Sequenz aus der 24er Pekingform wählen. (Nachschlagen bei Moegling: „Tai Chi Chuan – Ein Lehrbuch für Anfänger und Fortgeschrittene“). Der ausführliche Name wird unterschiedlich aus dem Chinesischen übersetzt. Von den

verschiedenen Möglichkeiten habe ich die Bezeichnung „Die Mähne des Wildpferdes teilen (links und rechts)“ *gewählt.*

9. Vers **An einem Wäschepfahl sehe ich einige Tücher gar seidig.**
Sie spielen mit Sonne und Wind, sind so geschmeidig.
Da kommen zwei Tiger aus dem dunklen Wald,
der eine ist jung, der andere sehr, sehr alt.

Der Wäschepfahl entspricht der Standpfahl- oder Baumhaltung, *bei der die Arme leicht nach unten abgespreizt hängen. Die Tücher werden durch die Arme dargestellt. Dies ist der Anfang der Qigong-Übung* „Die Arme wie Seidenfäden bewegen“. *(Abb. 2b, 12a und 12b)*

Die Tigerbewegung gleicht dem „Schleichen von Katzen“. Der eine kriecht auf dem Boden und faucht, der andere läuft auf zwei Beinen, brüllt laut und fürchterlich und zeigt seine „Vordertatze“. Besonders Furcht erregend wirken die kleinen Kinderhände, wenn sie von einem Paar schwarzer oder gelber Handschuhe verziert werden.

10. Vers **Der junge Tiger zeigt den Seidentüchern die Pranken,**
da fangen die bunten Tücher an heftig zu schwanken.
Der alte Tiger jedoch brüllt laut, und die Tücher heben
sich sanft weg von dem Pfahl und beginnen zu schweben.

Es existiert eine alte Qigong-Übung, wobei man mit gegrätschten Beinen dasteht, während die Hände vor der Brust aufgerichtet sind. Dreimal streckt man die Hände fauchend in Krallenform nach vorne, um dann beim vierten Mal hoch in die Luft zu springen und die Hände zu Fäusten geballt auf die Hüften zu legen. Diese Übung eignet sich hervorragend, um Aggressionen abzubauen. Diese Übung macht den Kindern sehr großen Spaß. Ihr Name lautet: „Der Schrei des Tigers“.

Man kann die Strophe als Partnerübung spielen lassen. Ein Kind ist der Wäschepfahl mit den Tüchern, während das andere Kind erst den kleinen und dann den großen Tiger spielt. Pranken zeigen, siehe Drachenkrallen. Der kleine Tiger faucht und zischt, daraufhin bewegen sich die „Tücher etwas um den Wäschepfahl“ herum. Das heißt, das andere Kind pendelt leicht mit den Armen um seinen Körper. Brüllt dann der „große Tiger", beginnt das Kind, seine Arme um den Körper zu schwingen.

Diese Qigong-Übung bringt das Blut zum Zirkulieren und das Schwingen der Arme um den Körper fördert die Entspannung der Körpermuskulatur.

11. Vers **Ein Krähenkind nach seiner Mama schreit,**
ein Ritter seine Fußsohlen zeigt.
Dann ertönen sanfte Klänge im Raum.
Mein Atem geht ruhig, ich höre ihn kaum.

Die Bewegungen der Krähe sind recht vielfältig und können bei K. und B. Moegling: „Tai Chi Chuan für Einsteiger" nachgelesen werden.

Für kleinere Kinder genügt ein Ausbreiten der Arme und ein Hin- und Herlaufen vorwärts, rückwärts oder seitwärts.

„Ritter": Man steht auf einem Bein und macht ganz langsam mit dem anderen Bein einen Fersenstoß, *das heißt, das andere Bein anheben, als wolle man einen Fußball mit der Fußsohle geradeaus stoßen. Das Bein wird im Zeitlupentempo nach vorne gebracht. Dadurch verschwindet die Wucht und Aggressivität dieser alten Kampfstoßtechnik mit den Füßen aus dem Tai Ji Chuan, die uns vom Kickboxen so bekannt ist. In langsamer Form ausgeführt, stellt sie hohe Anforderungen an das Koordinationsvermögen jedes Übenden. Diese Bewegung – am Anfang mit gekreuzten Armen vor der Brust in einer mehr oder weniger tiefen Hockstellung auf einem Bein – ist besonders für ältere Kinder herausragend geeignet, sofern sie gut koordinieren können. (Abb. 11a, 11b)*

12. Vers **Ich schließe die Augen, bleib ruhig stehen.**
Und lasse die Ruhe bis in mein Herz hineingehen.
Dann öffne ich die Augen und reich dir die Hände.
Wir sind wieder wach, der Traum ist zu Ende.

Als Ausklang würde ich den Einsatz einer Klangschale oder sanfter Musik empfehlen. Je nach Alter und Erfahrung mit der Ruhephase sollten die Kinder mit geschlossenen Augen einige Zeit ruhig stehen bleiben. Der Abschluss könnte so aussehen, dass sie sich partnerweise die Hände reichen und einfach herumspringen oder sich in der Kreisformation kurz die Hände geben. (Abb. 2a)

Einige ergänzende Bemerkungen, die die Geschichten aus einem anderen Blickwinkel als den rein körperlich Spaß bereitenden zeigen.

Nach der chinesischen Vorstellung findet in den Meridianen, *deren Verbindung zur Außenwelt die* Akupunkturpunkte *sind, ein Energieaustausch statt.*

Betrachten wir einmal eine Geschichte aus diesem Gesichtswinkel und lösen uns von den westlichen Vorstellungen des „gesunden Körpers", der aus Muskeln, Sehnen, Nerven, Blut usw. besteht, die, wenn sie gut funktionieren, uns eben „gesund erhalten".

In der Geschichte vom Elefanten Törööööö sind verschiedene Qigong-Bewegungen vereint. *Sie betreffen vorwiegend den Schulter-, Arm- und Fingerbereich. Durch das Verschränken der Arme zum „Rüssel des Elefanten" (Bei kleinen Kindern ist aus anatomisch verständlichen Gründen nur ein Aneinanderlegen der Hände zu empfehlen.) findet eine Stimulation der Meridiane in diesen Bereichen statt.*

Die Meridiane für Lunge, Dickdarm, Dünndarm, Herz, Perikard-Kreislauf und dem für westliche Begriffe unbekannten „Dreifach Erwärmer" *sind davon betroffen. Da im Schulter- und Nackenbereich außerdem die Meridiane verlaufen, die für* Blase, Gallenblase und Niere *zuständig sind, erfolgt hier ebenfalls eine Anregung des Qi-Flusses und damit eine Stimulation der erwähnten Organe.*

In der chinesischen Vorstellung ist der Körper „gesund", wenn der Fluss der „Lebensenergie", *auch als „Qi" bekannt, möglichst* ohne Blockaden *durch die Meridiane, auch* „Drachenadern" *genannt, fließen kann. Denn nur dann sind die Organe, die Muskeln, die Sehnen usw. voll funktionsfähig und ermöglichen uns ein Leben im ausgeglichenen Zustand. Und da in dieser Jahrtausende von Jahren alten Vorstellung die* Lebensenergie vom Himmel (Yang) und von der Erde (Yin) durch die „Drachenadern" in unserem Körper in einem lebenslangen Austausch fließt und sich außerdem noch mit der ererbten Energie vermischt, ist es schon verständlich, dass Körperbewegungen bei diesem Aufrechthalten des „Qi-Flusses" eine ganz große Bedeutung haben.

In den Bereich der Meridianarbeit gehören ebenfalls jene Geschichten, die sich mit „Schüttelbewegungen" befassen. *Steht man bei einer Schüttelbewegung, so ist nach der alten Vorstellung der erste Nierenpunkt (N1), chinesisch* „Yongquan" *genannt, der Punkt des Nierenmeridians, der den Körper mit der Energie der Erde verbindet. Wir stehen* „geerdet", *wenn sich außerdem das Gewicht unseres Körpers gleichmäßig auf beiden Fußsohlen verteilt. Durch das „Schütteln" findet ein Austausch der den Körper schädigenden negativen Energie durch die Erde statt, sodass eine bessere Aufnahme der positiven Energie erfolgen kann. Dieses positive „Qi" kann sich dann, wenn die Energiebahnen* offen *sind, im* „Dantian" *sammeln, das sich drei Fingerbreit unter dem Bauchnabel befindet und auch* „Zinnoberfeld" *genannt wird. Die Energiesammlung wird dabei durch* die Vorstellung („Ji") *geleitet.*

Gehen wir an die Schüttelbewegung heran, indem wir uns auf die Muskulatur beschränken, entspannt sich unser gesamten Körper. Wir fühlen uns danach frei, und kommt dann die Vorstellung hinzu, wir schütteln alles, was uns bedrückt, einfach ab, fühlen wir uns – ob mit oder ohne altchinesische Vorstellung – anschließend locker und zufrieden.

Eine weitere für uns ungewohnte Methode ist das Arbeiten mit Tönen, *wonach den Organen nach den Vorstellungen bestimmte Töne zugeordnet werden. Singt man z. B. den Ton „u" oder einen ähnlich klingenden Laut, dann versetzt er, in einer bestimmten Tonlage gesungen (den jeder für sich herausfinden kann), den Körper in bestimmte Schwingungen, welche wiederum eine stimulierende Wirkung auf den Blasen-Nieren-Bereich ausüben. Dieser Bereich ist nach der Lehre von den „Fünf Elementen" dem Wasser zugeordnet.*

Das Singen von Tönen, die so lange angehalten werden, wie der Atem es zulässt, ist eine Kunst, welche auch in den alten tibetanischen Klöstern in den unterschiedlichsten Formen ausgeübt wurde und wird.

In der Geschichte vom „Tönemacher" *gehe ich auf diese Möglichkeit, mit der Stimme seinen Körper in Schwingungen zu versetzen, in spielerischer Form näher ein. Auch hier findet ein* „Öffnen der Meridiane" *statt.*

Gelingt es uns, bei der Ausführung einer Übung nicht nur an die körperlichen Wirkungen zu denken, sondern uns bei der Bewegung von unserer Vorstellung, unserer Fantasie, unserem „Ji“ lenken sowie die Energie in Gedanken durch unseren Körper kreisen zu lassen, dann geht es uns sowohl körperlich als auch psychisch besser. Wir fühlen uns wohler. Körper, Seele und Geist bilden eine Einheit.

Wenn wir versuchen, die Bewegungen der einzelnen Geschichten immer konzentrierter und damit bewusster auszuführen, ab und zu auch unsere Atmung zu beobachten, die Umwelt zwar wahrzunehmen, ihr jedoch keine große Aufmerksamkeit zu schenken und uns in die Erzählung hineinzuversetzen, haben wir den „Tai Ji“-Moment für uns gefunden. Wir machen dann Tai Ji oder Qigong, auch wenn die ausgeführten Bewegungen nicht dem exakten Ablauf einer Form des Shaolin-, Wu-, Chen- oder Yang-Stils entsprechen sollten.

Und das, was wir Erwachsene uns erst über den Verstand wieder erarbeiten müssen, machen fast alle Kinder noch intuitiv, sofern man ihnen die Möglichkeiten zum spielerischen Handeln gibt.
Ein Grund mehr, Kinder spielen zu lassen.

Vielleicht ist es mir mit diesen Ausführungen gelungen, einige skeptische Leser bei der Beantwortung der Frage: „Warum schreibt jemand ein Buch für Kinder über Tai Ji und Qigong, wenn doch die wenigsten Erwachsenen mit diesen chinesischen Bewegungskünsten etwas anfangen können?“ zu helfen.
Mich würde es sehr freuen.

5. „Der goldene Hahn steht auf einem Bein“ – die siebzehn Bewegungsgeschichten

Siebzehn Bewegungsgeschichten fordern Kinder zum Zuhören und Mitmachen auf. Jetzt können sie die gelernten Bewegungen umsetzen. Das Spielen der Bewegungsgeschichten wird auf einmal kinderleicht und macht einfach Spaß.

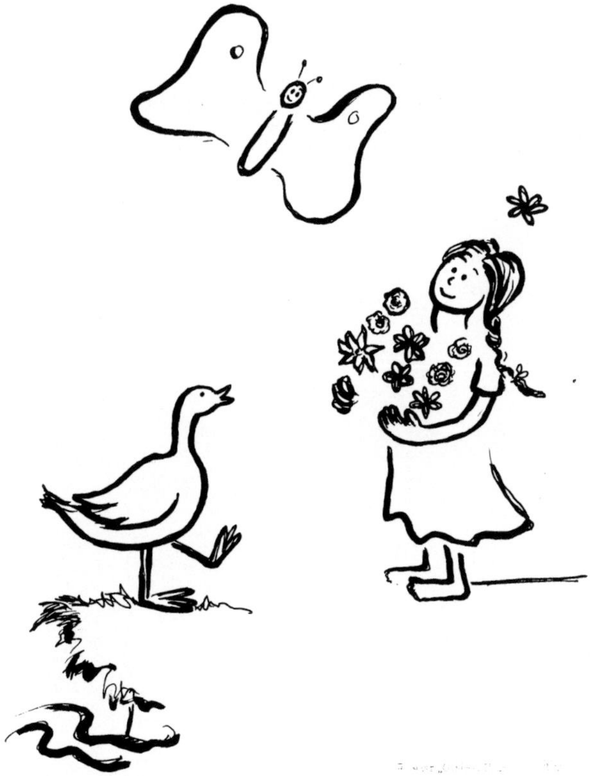

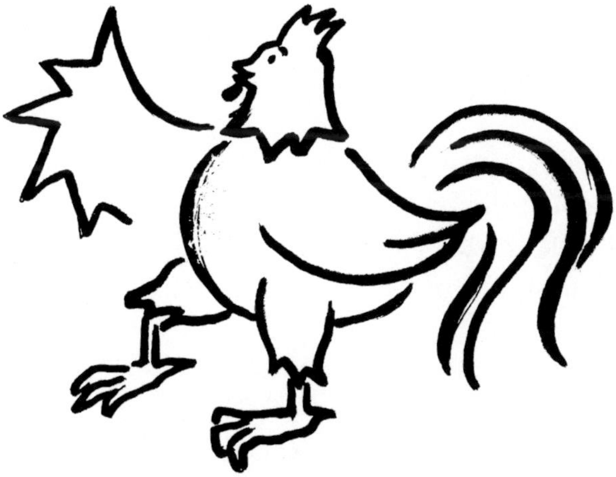

1. Der goldene Hahn steht auf einem Bein

Auf dem Hühnerhof herrscht große Aufregung. Alle Hühner laufen durcheinander, denn heute ist der Tag des großen Hahnenwettkampfes. Jede Henne fragt die andere: „Wer wird wohl der schönste Hahn sein? Ga-ga-ga-gagggg?"

Der weiße Hahn Hans kommt heranstolziert. Lässig hebt er abwechselnd einen Flügel hoch und senkt ihn wieder. Er weiß, er kann sehr gut krähen. Das macht ihn zum Favoriten. Dann beginnt er zu krähen. Es klingt jedoch etwas kläglich, denn vor Aufregung ist er plötzlich heiser geworden.

„Kik-kik-kikerikiiiiii", krächzt er mit vor Anstrengung rotem Hahnenkamm los.

Eine Ansammlung alter ehrwürdiger Hennen, die schon manchen Wettkampf miterlebt haben, schütteln ihre Köpfe: „Nicht schlecht, nicht schlecht, aber doch nicht gut genug, gagagaga-gaggaggga-gaaaaagg", gackern sie.

Jetzt erscheint der schwarze Hahn Gustav. Angeberisch biegt er um die Ecke. Angefeuert von seinen Anhängern – einige Junghähne, die „Gustav, Gustav, Gustav" krächzen und krähen – stolziert er durch den Sand. Da Gustav bei dem Hühnervolk ebenfalls sehr beliebt ist, stimmen viele Hühner mit in den Gustavruf ein. Große und kleine Hühnerfüße stampfen im Rhythmus mit: „Gustav, Gustav,

Gustav!“ Der Hühnerstall bebt. Weit spreizt er seine Flügel zum Himmel. „Kikerikiiiiii, ich bin der Schönste hiiiiiiiii!!!!“, kräht er laut.

Die ehrwürdigen alten Hennen schütteln den Kopf: „Nicht schlecht, nicht schlecht, aber doch nicht gut genug, gagagagagagaggaggga-gaaaaagg!“ Und ihr Urteil ist schon etwas wert.

Die Sonne blinzelt gerade hinter der Kirchturmspitze hervor, da verlässt der braune Hahn Balduin behutsam den Schatten des großen Holunderbusches. Balduin ist anders als alle anderen Hähne. Er kann nicht krähen. Deswegen wurde er schon oft im Hühnerstall ausgelacht. So auch heute. Die Hennen und Junghähne verhöhnen ihn.

„Gag-gaggagga – ha-ha-hahaaaaa“ und „Kikerikiii – ha-ha-ha-hahaaaaa“, schallt es aus allen Ecken.

Nur die Jury und die altehrwürdigen Hennen bleiben ruhig. Sie warten ab. Balduin lässt sich indes nicht beirren, denn er hat nämlich heimlich Tai Ji geübt und ist dadurch selbstbewusster geworden.

Gelassen und würdevoll schreitet er durch das kichernde Hühnervolk, ehe er zuerst mit dem einen Fuß beginnt, auf der Erde zu scharren. Die Bewegungen sind perfekt. Jetzt hebt er sein Hahnenbein an und scharrt in der Luft. Er bewegt seinen Fuß nach vorne, nach hinten, zur Seite und dann im Kreis und außerdem noch wie eine Acht in zwei Doppelkreisen – beide gleich groß. Inzwischen hat sich das Hühnervolk beruhigt und staunt lautlos. Als Balduin das Bein wechselt, um nun die gleichen Kunststücke, auf dem anderen Bein stehend, zu vollführen, seufzen die Hennen ehrfurchtsvoll: „Aaaaaach!!!“

Balduin jedoch dreht sich nicht zu den seufzenden Hennen um. Sein Ziel ist der Misthaufen, der Bergesgipfel in seiner kleinen Welt, wo er dem Himmel am nächsten ist und auf den er langsam zuschreitet. Grazil stolziert er auf seinen langen gelben Beinen voran, streckt sie gekonnt und setzt sie behutsam wieder auf die Erde. Am Misthaufen angekommen, hebt er nicht nur ein Bein, sondern auch noch den dazu passenden Flügel hoch.

Das Hühnervolk staunt: „Ooooooooohhhhh!!!!!“

Und so steigt Balduin auf den Misthaufen: rechts – links – rechts – links. Den Gipfel erklommen, bleibt er auf dem einen Fuß stehen, hebt gleichzeitig das andere Bein und den anderen Flügel angewinkelt nach oben und verharrt bewegungslos. Ohne zu wackeln – ohne zu wanken.

Während die Sonne hinter dem Kirchturm hervorstrahlt und das braune Federkleid von Balduin golden färbt, staunt das gemeine Hühnervolk noch mehr und beginnt leise zu zählen:

„Eins – zwei – drei – vier – fünf – sechs – sieben ...!"

Siebenundsiebzig Sekunden steht Balduin auf einem Bein, ehe der Jubel ausbricht. „Hoch, hoch, hoch, aaaahhhh, ooooohhh, hurrrrraaaa, kikerikiii, gagagagagaagggg, kikerikiii", gackern und krähen alle durcheinander.

Damit ist die Entscheidung gefallen. Das Kampfgericht fällt einstimmig sein Urteil: „Sieger im Hahnenwettkampf ist Balduin, der Hahn ohne Stimme. Sieger ist der goldene Hahn, der auf einem Bein stehen kann."

Anregungen zur Durchführung der Bewegungen:
1. Vers, Darstellung des Kirchturms: Abb. 2c
Darstellung des Holunderbusches: Abb. 2a
Balduin: Abb. 1
Sonne: 2. Vers

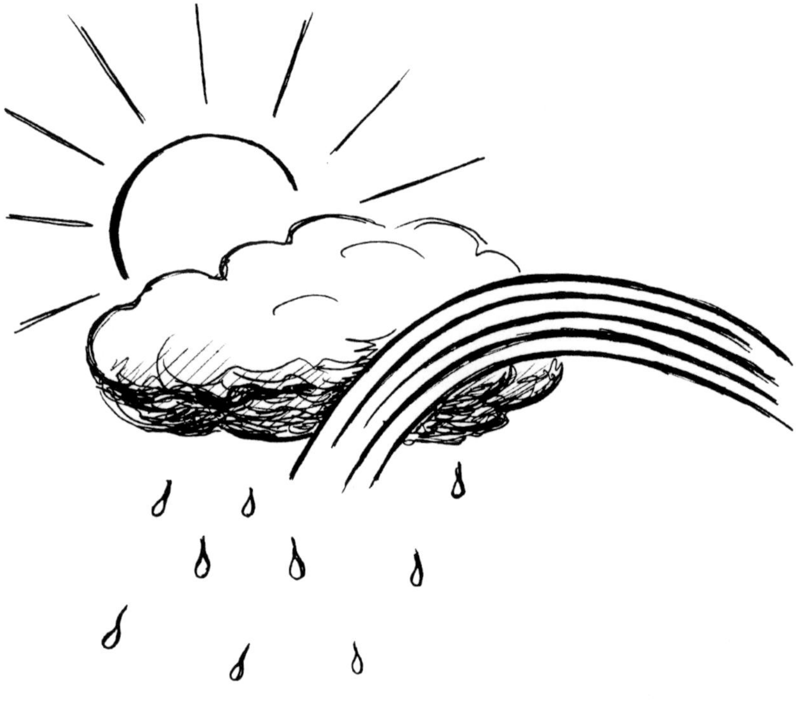

2. Die Geschichte vom Wassertropfen

Es ist ein wunderschöner Sommertag. Aber plötzlich ziehen am blauen Himmel große Wolken auf – grau und schwer. Der Wind teilt die Wolken und schiebt sie hin und her. Die Kinder schauen zum Himmel empor: „Ob es wohl regnen wird?“ Und richtig. Aus einer dicken Wolke löst sich ein kleiner Regentropfen. Er fällt sacht zur Erde, es folgt ein zweiter, dann ein dritter Tropfen. Bald regnet es sanft vom Himmel. Das Straßenpflaster sieht wie ein großer Spiegel aus. Die Kinder stehen auf dem Riesenspiegel, breiten ihre Arme aus und tanzen miteinander im warmen Regen unter einem großen Regenbogen.

Anregungen zur Durchführung der Bewegungen:
4. Vers , Abb. 3a, 3b
Abb. 4a, 4b, Abb. 5a, 5b

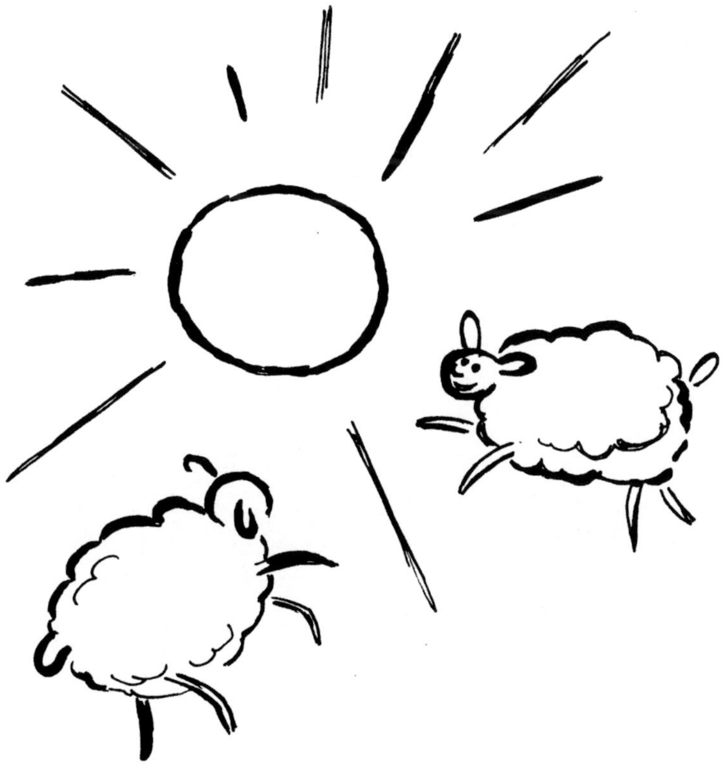

3. Wolkenhände

Stell dir vor:
Am Himmel siehst du eine Wolkenherde, die aussieht wie unendlich viele weiße Lämmchen. Die Wolkenlämmchen ziehen langsam und lautlos über den Himmel. Während sie ganz entfernt im Westen hochkommen, verschwinden sie auf der anderen Seite im Osten wieder. Die Lämmchen sind so niedlich, dass du sie unbedingt streicheln möchtest. Mit der einen Hand streichelst du ein Lämmchen, das gerade am Himmel vorbeizieht, streichelst es vom Kopf bis zum Lämmerschwänzchen. Dabei scheint dir die Sonne direkt in die Augen. Du hebst auch die andere Hand

hoch, um dich vor der Sonne zu schützen. Mit der oberen Hand schützt du dich vor der Sonne, mit der unteren streichelst du das Lämmchen so lange, bis es am Horizont verschwindet.

Aber da taucht ja schon das nächste Lämmchen auf. Deine eine Hand hat viel zu tun, wenn sie alle Lämmchen streicheln soll.

Plötzlich laufen sie durcheinander, denn während ein Lämmchen wie gewohnt von links kommt und nach rechts verschwindet, erscheint das nächste plötzlich auf der rechten Seite und entweicht nach links.

Allmählich wird dir die obere Hand zu schwer. Gerade kommt ein Lämmchen aus der rechten Ecke angesprungen. Streichle mit der rechten Hand seinen Rücken und schütze mit der linken Hand deine Augen vor der Sonne. Das nächste Lämmchen taucht auf der linken Seite auf, also dort, wo das erste am Horizont verschwunden ist. Nun streichle dieses mit der linken Hand. Die rechte Hand schützt deine Augen vor der Sonne.

Immer müder werden die Lämmchen, immer bedächtiger und behutsamer werden deine Bewegungen. Da diese Lämmchen Wolkenkinder sind, verkörpern sie etwas Himmlisches. Und da alles Himmlische viel, viel Zeit hat, bewegen sie sich langsamer und langsamer. Auch deine Bewegungen werden immer ruhiger und behutsamer, auch du hast viel, viel Zeit. Schließe deine Augen, freue dich an deinen sanften Bewegungen und lächle in Gedanken der großen Lämmerschar zu.

Anregungen zur Durchführung der Bewegungen: Die Darstellung der Wolkenhände ist dem Text zu entnehmen.

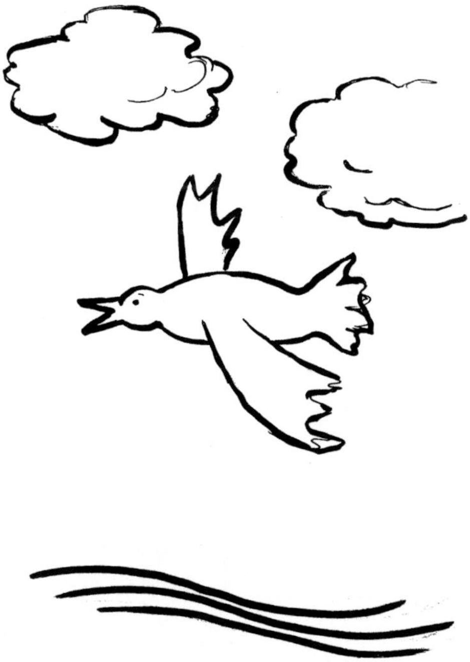

4. Die Geschichte vom Vogel mit dem großen gelben Schnabel

Der Vogel mit dem großen gelben Schnabel fliegt über viele Felder und hohe Berge. Er segelt über das Meer, manchmal hinauf bis in die Wolken. Dabei wird er sehr, sehr hungrig. Er sucht am Boden nach etwas Nahrung. Vor einem Kindergarten findet er ein Stückchen von einem Butterbrot, das der kleine Tim beim Essen verloren hat. Hungrig frisst der Vogel mit dem großen gelben Schnabel alles ratzeputz auf. Da er langsam müde wird, fliegt er heim zu seinem Nest und kuschelt sich ganz, ganz fest hinein, schließt die Augen und beginnt zu träumen.

Er träumt von einem leckeren Regenwurmpudding, von einer Fliegenpastete und von einer großen Leberwurststulle.

Anregungen zur Durchführung der Bewegungen:
11. Vers, Abb. 7

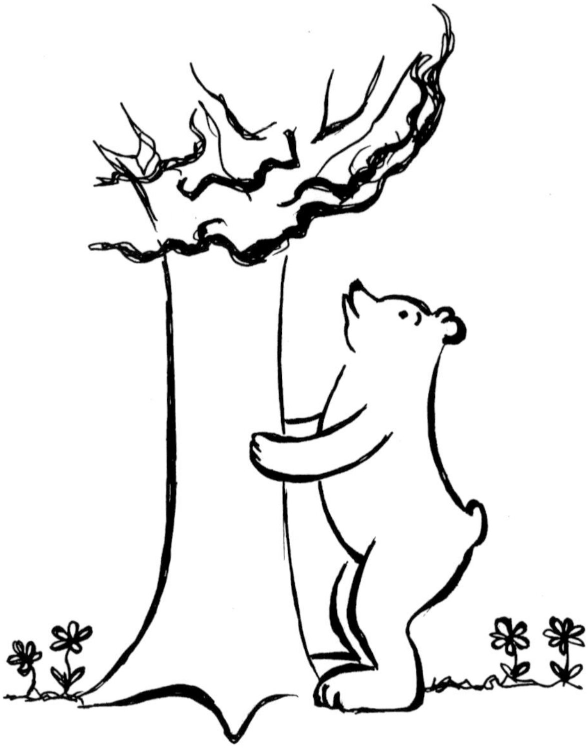

5. Die Geschichte vom Bären Pauli

Der Brummbär Pauli ist immer hungrig. Ganz besonders Honig liebt er über alles. Die Bienen jedoch verstecken ihre Nester mit dem goldenen Honig hoch oben in den Bäumen. Dennoch können sie nicht verhindern, dass der Honig zuckersüß durch das Laub duftet. Pauli stapft durch den Wald, bis er einen Honigbaum findet. Er äugt nach oben und schickt sich an, den Stamm hochzuklettern. Ganz weit breitet er seine Arme aus, um den dicken runden Baumstamm zu umfassen, und schiebt sich mühselig nach oben, bis er den Bienenstock erreicht hat.

Wie köstlich schmeckt doch der Honig. Allerdings hat das Honigstehlen für Pauli Folgen. Als er den Baum runtergerutscht ist, kann er seine Arme nicht mehr senken. Sie bleiben genauso in der Luft hängen, als würde er noch immer den dicken Baumstamm umfassen.

Langsam wird Pauli müde und beschließt, im Stehen ein wenig auszuruhen. Er sucht sich einen gemütlichen Platz und rastet dort, da er seine Arme ja schließlich nicht mehr bewegen kann, und schaut dabei auf seine Pfoten. Während er so unendlich lange dasteht, träumt er von riesigen Honigtöpfen. Mit der Zeit beginnen seine Arme ganz leicht zu werden, und er denkt: Das ist aber ein wunderschönes Gefühl. Er wünscht sich, dass es niemals aufhören soll. Nach einer langen, langen Zeit senkt er seine Arme, die so sanft wie die Schirmchen einer Pusteblume nach unten schweben. Pauli bleibt noch einen kleinen Moment stehen, lauscht in sich hinein und fühlt sich rundherum ruhig, satt und sehr zufrieden.

Anregungen zur Durchführung der Bewegungen:
7. Vers , Abb. 2a

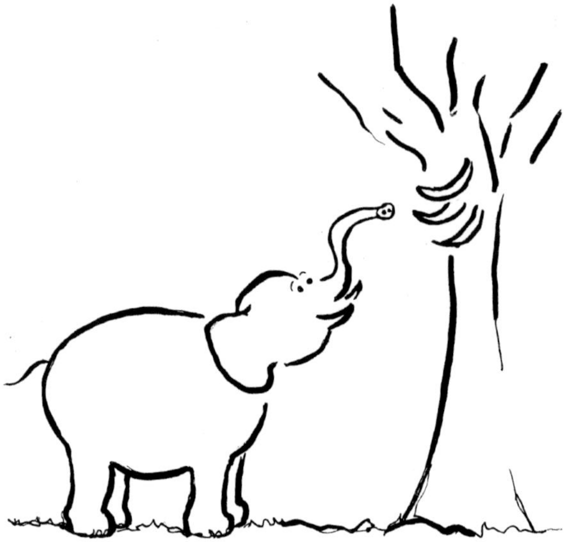

6. Die Geschichte vom Elefanten Töröööö

Das Elefantenjunge mit dem Namen Töröööö hat einen langen Rüssel. Es hebt seinen Rüssel nach oben und pflückt sich eine wunderschöne Banane, doch eine ist nicht genug. Nach rechts und links, oben und unten schwenkt Töröööö seinen Rüssel und pflückt sich eine Banane nach der anderen vom Baum. Hmmmm, wie gut sie schmecken. Hinter einem dornigen Busch sieht Töröööö noch drei gelbe Bananen leuchten.

Allmählich wird das Elefantenjunge auch durstig. Es stapft zu einer Quelle, beugt seinen Oberkörper weit nach vorn und trinkt kühles erfrischendes Wasser. Die Sonne scheint, es wird immer wärmer und Töröööö kommt auf die Idee, die anderen Elefanten zu bespritzen. Prustend und im großen Bogen seinen Rüssel schwenkend, spritzt Töröööö nach allen Seiten. Nach einer Weile lässt Töröööö schließlich müde seinen Rüssel sinken, bleibt ruhig stehen und fühlt sich satt, gesund und sehr wohl.

Anregungen zur Durchführung der Bewegungen: Die Arme werden verschränkt (bei älteren Kindern). Bei jüngeren Kindern werden sie nur zusammengelegt.

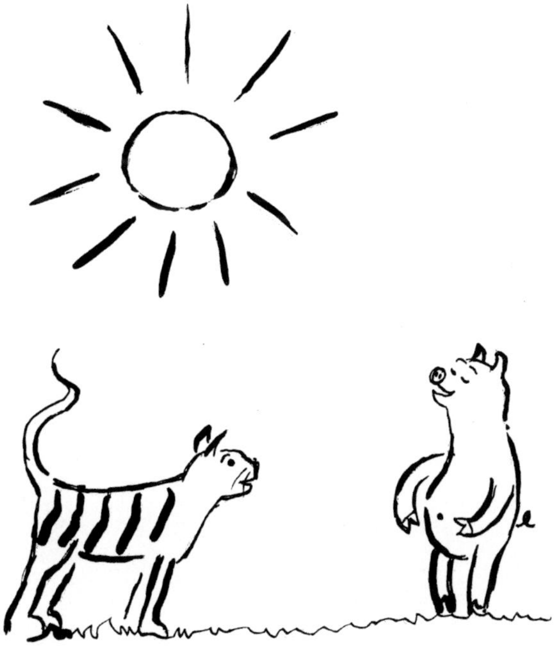

7. Die Geschichte vom Tiger mit Namen TI-GA

Der Tiger, dessen Name TI-GA ist, schleicht durch den Wald. Da er sich gerade sehr langweilt, besucht er den Esel JA-Hiii, der gerade schlafend auf der Weide steht.

„Hallo, juchhu, hier bin ich!“, ruft er dem schlafenden Esel zu.

JA-Hiii fährt erschrocken zusammen und schlägt mit dem rechten Hinterfuß aus.

„TI-GA, da hast du mir aber einen großen Schrecken eingejagt, das ist nicht schööön“, mault der Esel.

TI-GA kümmert sich nicht weiter darum, sondern schleicht weiter durch den Wald, bis er auf einer Wiese RO-SA entdeckt. RO-SA ist ein wunderschönes Ferkel und sonnt sich seinen kugelrunden rosafarbenen Bauch, auf den die Sonne gerade große Kreise und Kringel malt und der ganz warm wird. Das Ferkel steht auf seinen

Hinterbeinen, während es die Vorderbeine so vor den Bauch hält, als wollte es die Sonnenstrahlen einfangen. RO-SA ist sehr zufrieden mit sich und der Sonne.

TI-GA will jedoch auch das kleine Schweinchen erschrecken. Er schleicht sich langsam an RO-SA heran und macht: „KKRRRRRR!“

Doch das Ferkel reagiert nicht.

Also macht TI-GA erneut: „KKKRRRRR!“

Als dennoch nichts passiert, versucht er es ein drittes Mal: „KKKRRR!“

Wieder nichts! Ein wenig enttäuscht springt der kleine Tiger auf das kleine Schweinchen zu und schreit laut: „UAAAAH!!!“

Und was macht RO-SA??????

RO-SA ... klatscht plötzlich in die Hände und beginnt zu
singen: „Alle Leut‘, alle Leut‘, geh‘n jetzt nach Haus ...“

Anregungen zur Durchführung der Bewegungen:
10. Vers, Abb. 2a

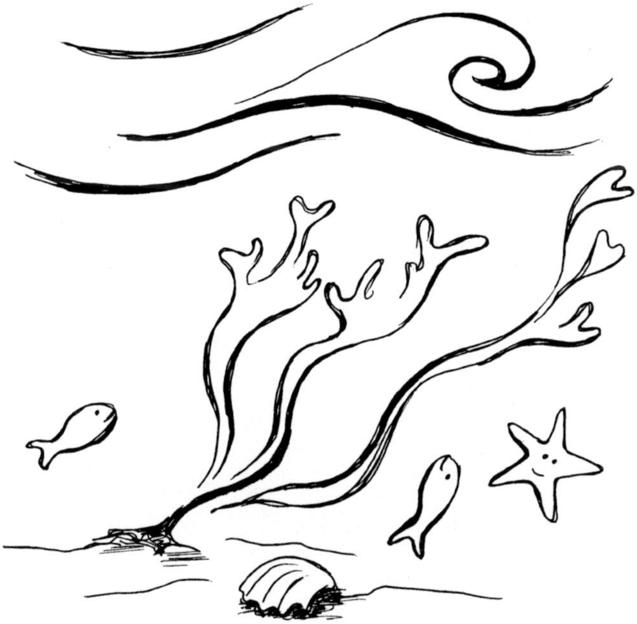

8. Algen im Meer

Heiß scheint die Sonne vom blauen Himmel. Ihre Strahlen dringen tief in das glitzernd daliegende Meer hinein. Schwarze Lavasteine spiegeln sich im blaugrünen Wasser. Nichts geschieht. Es liegt Ruhe über der kleinen Insel. Stille beherrscht das funkelnde Meer. Ruhig und majestätisch prunken die schwarzen Lavafelsen am Ufer, während die langen, lufterfüllten, leichten Algenbäume still im türkisfarbenen Wasser stehen.

Ein kleiner Windhauch weht aus Nordost, gleitet über die heißen schwarzen Lavasteine und fällt dann auf die Wasseroberfläche nieder. Sanft schiebt er eine kleine Welle vor sich her. Eine weitere Windbewegung folgt der ersten. Abermals löst sich eine winzige Welle vom Ufer und verliert sich in der Ferne. Der nächste Windstoß bläst schon kräftiger. Welle für Welle schiebt sich nun vom Ufer fort und rollt über die Wasseroberfläche. Tief unten im klaren Meer spüren die Algen diese sanften Bewegungen. Schwerelos zieht eine Welle die Spitzen der Algenfäden mit sich und lässt sie um den Algenstamm schwingen. Welle auf Welle rollt nun über das Algenfeld, wobei der Zug der einen Welle die langen Algenfäden immer kräftiger dazu zwingt, in eine Richtung um den Hauptstamm zu schwingen, während der Sog der nächsten Welle sie wieder zurückholt. Die Wogen treiben zusehends ihr Spiel mit den Algen. Bald wiegt sich das große Algenfeld nach einer lautlosen Musik sanft vor und zurück, hin und her, auf und ab. Stärker und mächtiger weht der Wind nun über das Land. Höher und weiter schwingen die langen Algenarme wie ein Kettenkarussell, dessen laute Musikbegleitung verstummt ist.

Wind und Wellen verlieren jedoch allmählich an Kraft. Sanfter und ruhiger schwingen die Algenfäden um ihre eigene Achse. Als das Abendlicht die Lavasteine rot aufleuchten lässt und am Nachthimmel grauschwarze Wolken aufziehen, schlafen nacheinander Wind, Wellen und Algen ein. Ruhig schweben die Algen im türkisfarbenen Wasser. Friedlich stehen die schwarzen Lavafelsen am stillen Meer. Ruhe und Frieden liegen über der kleinen Insel.

Anregungen zur Durchführung der Bewegungen:
6. Vers , Abb. 2a, 2b, 2c, 12a, 12b, 14a, 14b und 14c

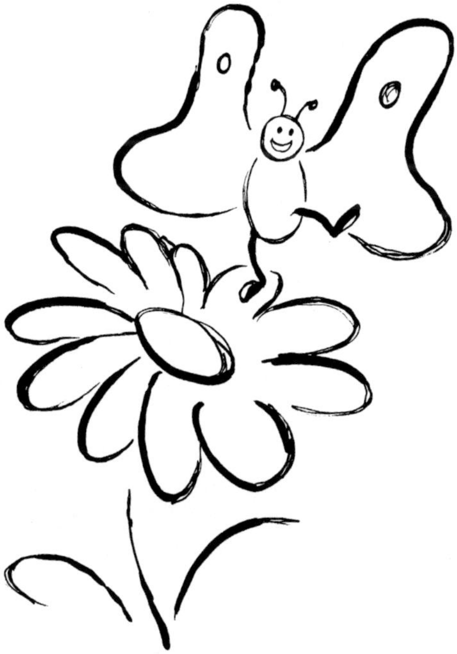

9. Der Tanz des Schmetterlings

Das Licht des untergehenden Mondes scheint sanft auf die noch dunkel daliegende Wiese. Hier und da glitzert ein Tautropfen auf und biegt den Grashalm, an dem er hängt, sanft dem Erdboden entgegen. Noch klamm und schlaftrunken kauert ein kleiner bunter Schmetterling auf einer wunderschönen Margerite. Er hat die Flügel über dem Kopf zusammengeschlagen und wartet auf den ersten Sonnenstrahl. Als roter Feuerball schiebt sich die Sonne sacht am Himmel empor.

Ein vorwitziger Sonnenstrahl trifft den kleinen Schmetterling, ein weiterer folgt. Während die Strahlen den kleinen Falter durchströmen und mit zarten Wärmefingern hier und da über seinen Körper huschen, senkt er sanft seine Flügel. Und weil er ein kitzeliger kleiner Wicht ist, fängt er an, ganz leise in seinem Inneren zu lachen, denn Schmetterlinge haben keine Stimme und können sich nur lautlos vor Vergnügen schütteln. Und das macht er dann auch.

Da er ein wirklich sehr, sehr kitzeliger Falter ist, breitete sich das Lachen in seinem ganzen Körper aus. Es wird stärker und stärker, bis es am Ende so kräftig ist, dass der Kleine auf der Margerite wie ein Trampolinspringer auf und nieder tanzt. Bald sind alle Muskeln erwärmt, und das Schütteln lässt allmählich nach. Nachdem es ganz aufgehört hat, durchströmt ein angenehmes Gefühl den kleinen Schmetterling. Er ruht sich noch eine Weile entspannt in der Sonne aus und freut sich auf den herrlichen Tag, der vor ihm liegt.

Anregungen zur Durchführung der Bewegungen:
7. Vers, Abb. 6, 7, 9a und 9b

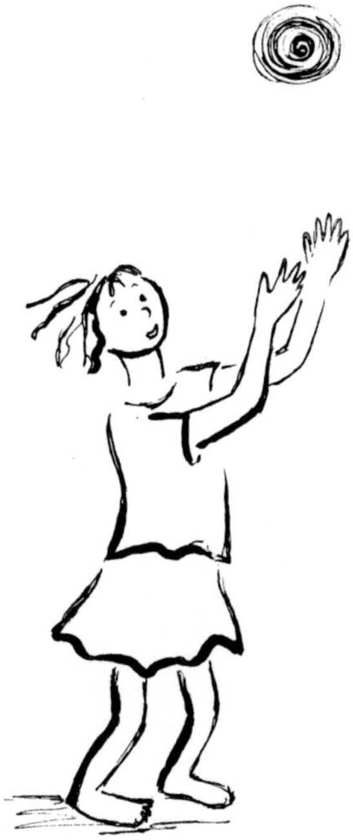

10. Die Geschichte vom Zauberball

Da ist dieses kleine Mädchen. Wenn du möchtest, können wir es Toula nennen. Toula also langweilt sich ein wenig, während sie draußen vor dem Haus in der Sonne steht. Die Sonnenstrahlen schimmern durch die Blätter des Rosenstrauchs und malen helle Kringel auf ihre Hände. Toula beginnt sacht, ihre Hände zu bewegen, und beobachtet, wie eine kleine Lichtkugel auf der einen Hand hin und her rollt. Ihre Handfläche wird ganz warm unter der rollenden Lichtkugel. Als sich nun eine Wolke vor die Sonne schiebt, verschwindet der Lichtfleck. Toula fängt an, beide Hände sanft aneinander zu reiben, und spürt im nächsten Augenblick die wiedergewonnene Wärme in ihren Händen. Behutsam hebt sie die eine Hand und entfernt sie etwas von der anderen. Die Wärme bleibt erhalten.

Toula beginnt, mit dem Wärmeball in ihren Händen zu spielen. Sie dreht und wendet ihre Hände hin und her. Der unsichtbare Zauberball erwärmt beide Handflächen, die ihn schützen, immer mehr. Entfernen sich die Hände voneinander, lässt auch die Wärme nach. Nähern sie sich wieder, spürte Toula augenblicklich, wie ihre Handflächen fast heiß werden. Sie bewegt sich langsam, tanzt um den Rosenstrauch herum, wirft dabei ab und zu den unsichtbaren Zauberball in die Luft und fängt ihn wieder auf. Immer neue sanfte Bewegungen kommen ihr in den Sinn. Die Langeweile ist verschwunden. Es handelt sich wirklich um ein tolles Spiel – das Spiel mit dem Zauberball, den keiner sehen kann und der trotzdem da ist.

Anregungen zur Durchführung der Bewegungen:
5. Vers, Abb. 2a

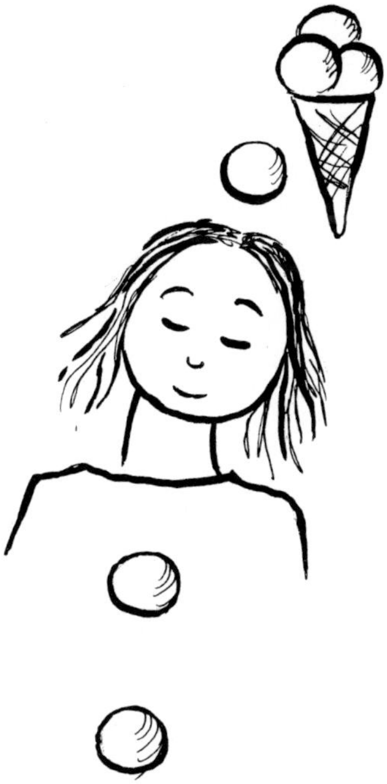

11. Drei Eiskugeln

Es ist ein sehr heißer Sommer. Die Schulferien haben gerade begonnen, und alle Schulfreunde von Leonie, alle Mädchen und Jungen der Klasse 4 d, sind verreist, besuchen Bekannte oder Oma und Opa in der Stadt. Leonie jedoch liegt mit verschwitzten langen Haaren im Bett und starrt traurig hinaus in den strahlenden Sonnenschein. Solch ein Pech kann auch nur sie haben. G r i p p e, und das im Sommer. Über 39 ° C zeigt das Thermometer an.

„Mindestens fünf Tage musst du im Bett bleiben!!!“, hat der Doktor gesagt.

Die Lust am Lesen und Musikhören ist ihr vergangen, sie hat zu nichts Lust. Ihr ist viel zu heiß. Da betritt ihre Oma Nate das Zimmer. Oma Nate ist noch recht fit und bekommt vom Lernen nie genug. Im Moment lernt sie „Teischie und Schigung“, eine „schienesische“ Sportart, und geht auch noch freiwillig in die „Teischieschule“.

Na ja, freiwillig zur Schule gehen. Wer kommt auf so eine Idee?

Oma Nate nähert sich Leonies Bett und streicht mit der Hand über ihre Stirn. Als sie die großen heißen Schweißperlen bemerkt, sagt sie: „Komm, Leonie, wir spielen das ‚Drei-Eiskugel-Spiel'!"

Bei dem Wort Eis erwacht Leonies Interesse, und sie dreht das verschwitzte Gesicht der Oma zu.

„Schließ deine Augen und streck dich ganz lang aus", beginnt Oma Nate. „Liegst du gut? Pass auf, ich stelle mir jetzt wunderschöne braune Schokoladeneiskugeln vor, kühl und erfrischend. Und nun ... schick ich eine davon, die ich eigentlich für mich behalten könnte, zu dir in deinen Kopf. Ist sie bei dir angekommen? Gut! Diese herrlich erfrischende Eiskugel schickst du nun hinunter in deinen Bauch. Ganz, gaaanz langsam. Mit jedem Atemzug ein kleines Stückchen weiter.

Beobachte jetzt, wie das weiche Schokoladeneis sich in deinem Bauch ganz langsam ausbreitet und dir in Kopf und Bauch angenehm kühl wird."

Oma Nate macht eine kurze Pause, ehe sie fortfährt.

„Gleich geht es dir noch besser. Du schickst nun eine Eiskugel nach der anderen hinunter in deinen Bauch. Such dir das Eis aus, das du am liebsten isst, denn dieses hilft auch am besten.

Spürst du, wie dein Atem ruhiger wird?"

Nach fünf Minuten liegt Leonie in seligem Schlaf, wobei sie ruhig ein- und ausatmete. Leonie träumt von riesigen Eisbergen in den Farben grün, braun, gelb und rosa. Und Oma Nate geht für sie Schokoladeneis kaufen, denn das ist Leonies Lieblingseis.

Anregungen zur Durchführung der Bewegungen:
Liegend die Augen schließen und zuhören.

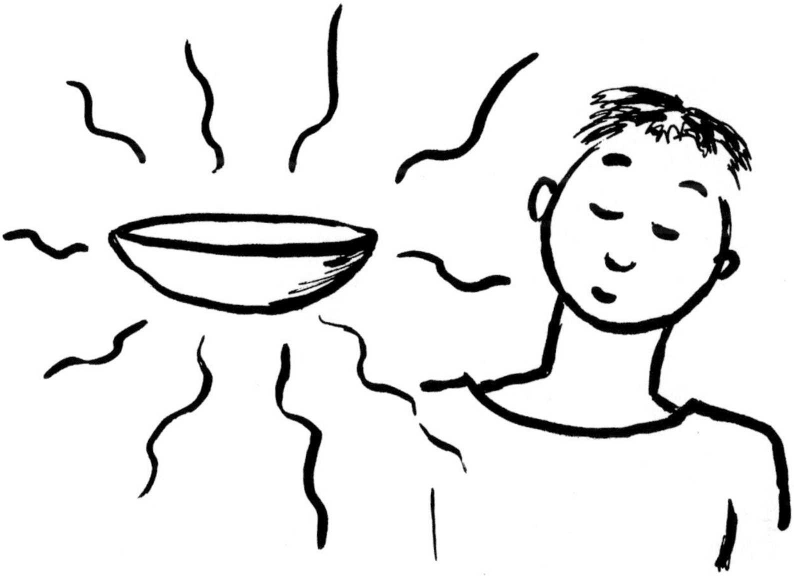

12. Der Tönemacher

In einer Stadt lebt ein kleiner zappeliger, lauter Junge, der mit seiner Stimme Wunder vollbringen kann. Allerdings finden einige Menschen diese Wunder recht ärgerlich, denn und das muss man sich mal vorstellen: Singt er nämlich den Ton „u", öffnen sich die Wasserhähne und die Badewannen fließen über. An heißen Sommertagen fällt ein kühlender Regen vom Himmel und die Blumen sind froh.

Trällert er den Ton „e", dann zieht wie aus heiterem Himmel im tiefsten Winter der Sommer ein, und die Erde ist mit einem Mal über und über mit leuchtenden roten Mohnblumen bedeckt.

Beim Ton „i" wachsen im Sandkasten auf dem Spielplatz nebenan ganz plötzlich Apfelbäume, während die Buddeleimer an grünen Zweigen hängen und sich wie die Äpfel im Wind hin und her bewegen.

Singt er allerdings den Ton „a", sind alle Menschen nett zueinander und beschenken sich wie zu Weihnachten.

Beim Ton „o" wird's dagegen haarig: Es verbiegen sich, o Schreck, die Messer,

Löffel und Gabeln und werden rund wie Spiralen. Alle Menschen müssen Spaghetti mit Fingern essen, was den Erwachsenen überhaupt nicht gefällt.

Der kleine aufgeweckte Junge ist sehr stolz auf sich und seine Taten, bis er einen alten Mann trifft. Dieser besitzt einen Gong, mit dem er so wunderbare Töne zaubern kann, dass der kleine zappelige, laute Junge ein kleiner nachdenklicher Junge wird. Und dieser kleine nachdenkliche Junge lauscht nun mit geschlossenen Augen, wie der alte Mann Ton um Ton hervorzaubert. Mit jedem Ton, der neu erklingt, merkt der kleine Junge, wie ihn eine gläserne Glocke, bestehend aus vielen wundersamen Klängen, mehr und mehr einhüllt. Sie werden leiser und leiser. Ganz still ist es plötzlich um ihn herum. Die Ruhe und Stille wandert auch in den kleinen Jungen bis zu seinem Herzen hinein. Und er ist zufrieden.

Anregungen zur Durchführung der Bewegungen:
Die Kinder singen laut die Töne mit.
Die beruhigenden Töne z. B. mit einer Klangschale erzeugen.
Zum Schluss: Abb. 2c

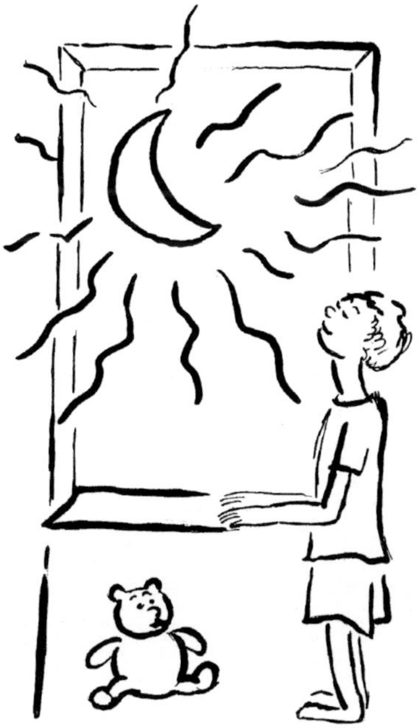

13. Die Monddusche

Peter und Paul, die beiden Zwillinge, liegen nach einer aufreibenden Kissenschlacht endlich müde in ihren Betten. Paul schläft bald ein, man hört es an seinen ruhigen Atemzügen. Peter jedoch findet keinen Schlaf. Während er sich im Zimmer umblickt, denkt er: Oh je, das sieht ja grauslich aus. Der Ball liegt oben auf dem Schrank, der Teddy auf der alten Blumenvase. Das Spielzeugauto fühlt sich in der Schublade für Socken wohl. Der Kaufmannsladen ist Zufluchtstätte für viele Bauklötzchen geworden. Außerdem ist ein Kissenbezug bei der wilden Kissenschlacht aufgerissen, und die Federn haben sich wie Schneeflocken überall sanft niedergelassen.

Wenn diese Unordnung, dieses Chaos, dieses Tohuwabohu morgen die Mutter sieht, ja ... dann dürfte ihre gute Laune bestimmt wie weggeblasen sein, dann gäbe es keine Eierpfannkuchen zum Mittag. Am Nachmittag würde es obendrein nicht ins Schwimmbad gehen.

Besorgt richtet sich Peter in seinen Kissen auf, ehe er schnell und entschlossen aus dem Bett springt und damit beginnt, alle verstreuten Teile aufzusammeln. Immer schneller und schneller bückt er sich. Der Ball kommt an seinen Platz. Das Auto, der Teddy, die Bauklötzchen und all die anderen Dinge sind im Nu eingeordnet. Nur die Federn liegen noch am Boden. Das ist vielleicht ein anstrengendes Bücken. Feder für Feder hebt Peter auf und füllt damit wieder das geplatzte Kissen. Durchschwitzt und voller Erregung, weil er immer besorgt ist, dass die Mutter zur Tür hereinschauen könnte, ist er endlich fertig. Er holt tief Luft und blickt zum Fenster.

Gerade ist der Mond aufgegangen. Mild lächelnd, schickt er seinen weißen Schein ins Kinderzimmer. Peter tritt ans Fenster und lächelt froh zurück. Da fühlt er, wie sich langsam die Mondstrahlen über sein Gesicht und seine Haare ausbreiten. Er schließt die Augen und lässt sie wie eine kühle Dusche über seinen Kopf, seine Schultern, seine Brust, seinen ganzen Körper bis hinunter zu seinen Beinen und Füßen gleiten. Mondstrahl für Mondstrahl streicht über Peter hinweg, sodass er ganz ruhig wird und bei geschlossenen Augen die Monddusche genießt. Ein sanftes Wellenbad von Klängen hüllt ihn ein.

Als Peter am nächsten Morgen erwacht, liegt Paul nicht mehr in seinem Bett. Er sieht sich im aufgeräumten Zimmer um und weiß plötzlich nicht mehr, ob er die Kissenschlacht, das unordentliche Zimmer und die Monddusche nur geträumt oder wirklich erlebt hat.

Anregungen zur Durchführung der Bewegungen:
„Kissenschlacht“ (Kissen, Tücher, Bälle, Papierkugeln …)
7. Vers, Abb. 6
Klangschale oder Gong

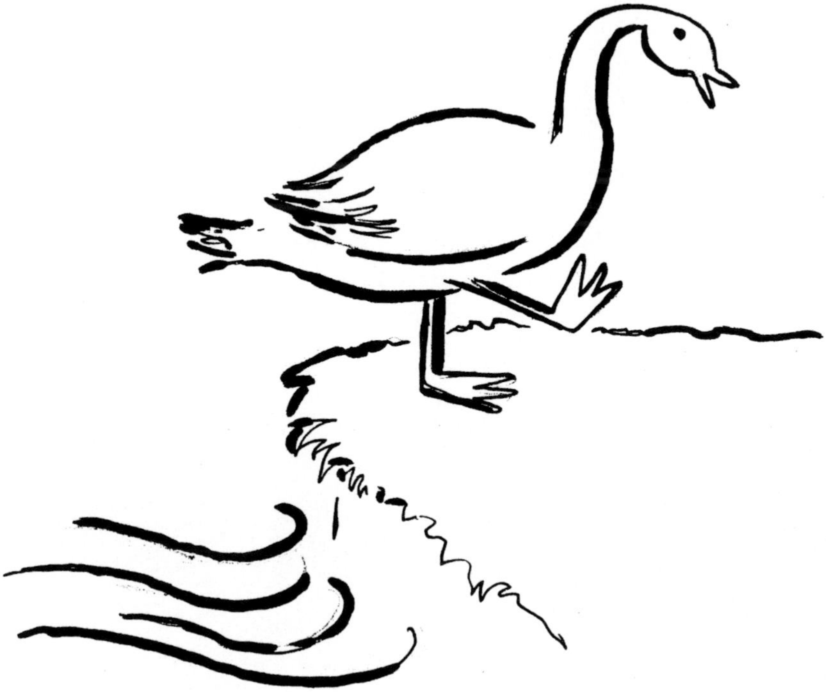

14. Die Wildgans

Im dichten Schilfgürtel am Rande des Rangsdorfer Sees in der Nähe der großen Stadt Berlin überwintern jedes Jahr viele tausend Wildgänse. Auch in diesem Jahr ist das so.

Frühling liegt in der Luft, und alle Wildgänse machen sich für den Rückflug nach Russland bereit, alle, bis auf eine junge Graugans. Diese kauert versteckt im Schilfgürtel, da sie sich beim Landen auf dem Eis vor vier Wochen den Fuß verrenkt hat und noch nicht richtig auf zwei Beinen stehen kann. Mühsam humpelt sie auf einem Bein zum Ufer. Behutsam setzt sie den kranken Fuß vorne erst mit den Zehenspitzen und dann mit dem ganzen Fuß auf. Immer wieder probiert sie das Stehen auf einem Bein und das sanfte Auftippen des anderen Fußes. Dann streckt sie den kranken Fuß weit nach vorne. Sie hebt auch das Bein an und streckt es hoch in die Luft. Es klappt. Vorsichtig beginnt sie nun, das verletzte Bein zu belasten, indem sie sich zaghaft mit ihrem ganzen Gewicht auf das bisher noch geschonte stellt. Während sie nun den gesunden Fuß hebt und senkt, streckt sie das ganze Bein aus. Abwechselnd probiert sie beide Beine aus, einmal das gesunde, dann wieder das verletzte. Bald stellt sie keinen Unterschied mehr fest. Mit beiden Füßen kann sie nun fest auf der Erde stehen. Behutsam beginnt die Wildgans, ihre Flügel zu bewegen, wobei ihre Schwingen immer größere Kreise vollführen. Dann schreitet sie langsam flügelschlagend vorwärts. Ruhig und sanft treffen sich die Flügelspitzen über dem Kopf. Sicherer und immer mutiger stolziert die junge Wildgans am Ufer auf und ab. Sie weiß, schon morgen kann sie den anderen Freunden in die Heimat folgen.

Anregungen zur Durchführung der Bewegungen:
Die Bewegungen dem Text entnehmen.
8. Vers, Abb. 7 und Abb. 8

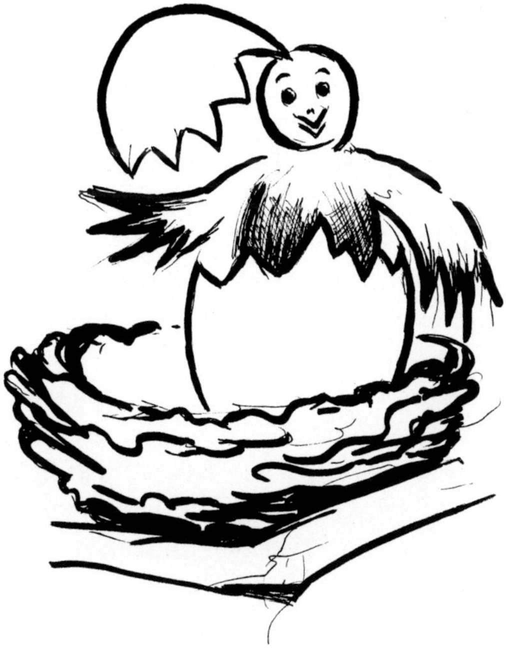

15. Die Geschichte vom Krähenkind Karla

In einem Krähennest hoch oben in einer alten zerzausten Tanne, liegt ein geflecktes blaugrünes Ei. Das wäre ja noch nichts Besonderes, wenn sich darin nicht ein kleines Lebewesen regen würde. Mit seinem Schnabel klopft es so lange an die Eischale, bis ein Riss entstanden ist. Nacheinander schiebt es erst sachte einen Flügel durch den kleinen Spalt, dann den Kopf und schließlich den anderen Flügel. Endlich ist das Krähenkind Karla ganz aus dem Ei geschlüpft.

Es vergehen einige Tage, während die kleine Karla immer wieder von ihrer Mutter gefüttert wird. So kann sie sorglos heranwachsen. Regelmäßig übt Karla das Recken und Strecken der kleinen Flügel. Ihr Gefieder wächst heran. Und eines Morgens hebt sie beide Flügel gleichmäßig empor und freut sich, als sie mit einem Mal über den Nestrand schauen kann.

„Das macht Spaß", krächzt Karla und übt fleißig weiter. Wenige Tage später gelingt es dem Krähenkind, auf den Nestrand zu hüpfen. Gleich nebenan im Nachbarbaum entdeckt sie dabei ein anderes Krähennest, in dem zwei etwas größere Artgenossen hocken.

„Hier bin ich, hier bin ich", ruft Karla ganz aufgeregt, während sie mit den Flügeln flattert, den Oberköper nach vorne streckt und zu den Nachbarkindern hinüberblickt. Doch diese breiten sanft die schwarzen Flügel aus und fliegen davon, den blauen Bergen entgegen, die in weiter Ferne zu sehen sind.

„Nehmt mich mit, nehmt mich doch bitte mit", jammert Karla und versucht, ihre Flügel genau so zu bewegen, wie die beiden Krähenkinder es vorgemacht haben. Doch niemand antwortet ihr. Traurig blickt Karla in den Himmel, wo sich zwei kleine schwarze Punkte schnell entfernen.

Am nächsten Mittag probiert Karla, auf dem Nestrand hin und her steigend, den ruhigen Flügelschlag, den sie bei den Nachbarkindern beobachtet hat. Da es schon recht gut klappt, ist Karla mächtig stolz auf sich. Sehnsüchtig schaut sie in die Ferne, ob nicht jemand vorbeikommt. Und tatsächlich, da nähert sich jemand. Es ist ihre Krähenmama. Während diese noch staunend ihre kleine Tochter beobachtet, krächzt sie mit heiserer Stimme: „Prima, prima, super, super!!! Aber nun gibt es Abendbrot!"

Dabei zaubert sie einige fette Würmer aus ihrem Kropf hervor, über die sich Karla mit Behagen hermacht. Anschließend versucht das Krähenkind, noch einige Male seine Flügel zu heben. Doch auf die Dauer strengt es die Kleine zu sehr an, sodass sie müder und müder wird. Ruhiger und langsamer heben und senken sich nun ihre Schwingen. Die Bewegungen werden immer kleiner. Karla schließt die Augen, kuschelt sich dicht an ihre Mama und schläft zufrieden ein.

Anregungen zur Durchführung der Bewegungen:
11. Vers, Abb. 7

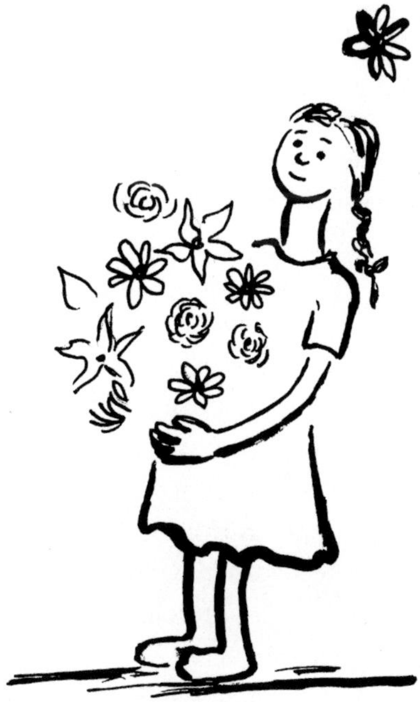

16. Die Geschichte vom kleinen Mädchen und dem großen Blumenstrauß

In einer großen Stadt lebt ein kleines Mädchen, das nicht nur besonders freundlich, sondern auch noch besonders lieb ist.

Und wie ihr alle wisst, ist es gar nicht so einfach, als kleines Mädchen immer lieb und nett zu sein.

Gewöhnlich pflegt es, mit oder ohne seine Mutti, durch die Straßen zu gehen, alle Leute, die vorbeikommen, mit einem freundlichen „Guten Tag" zu begrüßen und sie dabei anzustrahlen. Und die Leute freuen sich, grüßen zurück und tragen für kurze Zeit ebenfalls ein Lächeln auf ihren Gesichtern und in ihren Herzen.

Als es schließlich Abend wird, kehrten die Vögel auf ihre Schlafbäume zurück, der Hund Bello schnuppert noch ein letztes Mal am Laternenpfahl, während Susi, die Katze, noch sanft im letzten Abendsonnenschein ihr Fell streichelt. Das kleine Mädchen wird nun auch ganz müde und ist froh, als es endlich in seinem Bettchen liegt.

„Gute Nacht, Mama", flüsterte es noch, „ich freue mich morgen auf deinen Geburtstag."

Nachdem die Mutter das Zimmer verlassen hat, liegt das kleine Mädchen plötzlich vor Schreck stocksteif in seinem Bettchen. Au weia, schießt es ihm durch den Kopf, ich habe ja für die Mama überhaupt kein Geburtstagsgeschenk. Wie ein kaltes nasses Tuch breitet sich der Gedanke, das Geschenk vergessen zu haben, immer mehr über das kleine Mädchen aus. Es fängt an, zu frieren und zu zittern. Doch dann geschieht etwas Seltsames. Dem kleinen Mädchen wird wieder warm, und es beginnt, ruhiger und ruhiger zu atmen. Nachdem es die Augen geschlossen hat, werden seine Atemzüge sanfter und sanfter. Ich wünsche mir einfach eine wunderschöne Rose herbei, denkt es bei sich. Gesagt, getan. Das kleine liebe freundliche Mädchen lässt eine rote Rose in seine Gedanken wandern, danach eine weiße. Weil beide zusammen in seinem Kopf nicht so viel Platz haben, schickt es erst die rote und dann die weiße Rose hinunter zu seinem Bauch. Dort hält es beide Hände gefaltet. Im Handumdrehen hat es sich noch weitere Blumen ausgedacht: eine gelbe Rose, eine weiße Lilie, ein blaues Vergissmeinnicht, und mit jedem Atemzug kommen neue hinzu. Wie wär's, wenn ihr es selbst einmal ausprobieren würdet. Stellt euch wunderschöne Blumen vor und schickt jede Blume hinunter zu eurem Bauch.

So viele Blumen wandern in den Gedanken des kleinen Mädchens hinunter in den Bauch, bis ein wunderschöner Blumenstrauß, fertig gebunden, zwischen seinen Armen liegt. Das kleine Mädchen ist glücklich. Endlich hat es ein schönes Geburtstagsgeschenk gefunden. Als dann am nächsten Morgen seine Mutti ins Zimmer kommt, hebt es beide Hände mit dem großen Blumenstrauß hoch und lächelt sie an. Und da Mütter viele Dinge erkennen, auch wenn die Kinder nicht wissen, warum, freut sie sich sehr, nimmt erst den Blumenstrauß und dann das kleine Mädchen in seine Arme und beide sind von Herzen froh.

Anregungen zur Durchführung der Bewegungen:
Die ganze Geschichte nachspielen oder im Liegen zuhören.

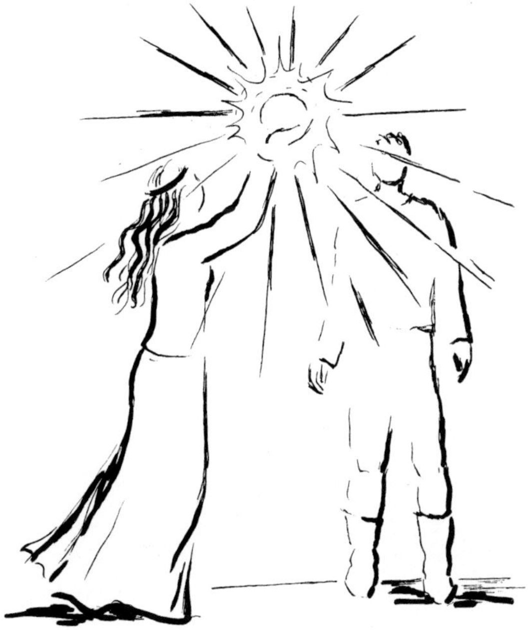

17. Die Geschichte vom verborgenen Schatz

In einer felsigen dunklen kalten Höhle steht die zu Marmorstein verzauberte Prinzessin des Lichts. Zwischen ihren blassen, vor der Brust verschränkten Armen schimmert die goldene Lichtkugel – nutzlos, denn die Prinzessin ist ja zu Stein erstarrt.

Zu allem Übel wacht vor dem Höhleneingang breitbeinig, auf seinen mächtigen Hinterpranken ruhend, der mächtige Drache der Finsternis. Drohend verteidigt er seine Beute – die versteinerte Prinzessin. Fauchend reckt er seine Krallen nach rechts und nach links.

So vergeht eine lange, lange Zeit.

Weit hinter den Wolken verhangenen blauen Bergen der Zukunft taucht eines Tages ein edler Ritter hoch zu Ross auf. Angezogen vom sanften Schimmer der Lichtkugel nähert er sich der Drachenhöhle. Beruhigend streicht er die Mähne seines edlen Schimmels. Wieder und wieder streichelt er den Pferdehals und teilt die vom wilden Ritt zerzauste Mähne. Pferd und Reiter kommen behutsam, Schritt für Schritt, an die Höhle des fauchenden Ungeheuers heran. Der Ritter, wohl ausgebildet in den edlen Kampfkünsten des Tai Ji, erkennt mit einem Blick die Schwachstelle des Drachens. Als dieser den Ritter entdeckt, schiebt er seine Krallen zu weit nach rechts und nach links. Der Drache ist dabei, „seine Mitte zu verlieren".

Fest vor dem schnaubenden Untier stehend, deutet der Ritter zwei, drei Fußstöße an. Rechts – links – rechts. Der Drachen versucht sich zu wehren, beugt sich vor und kippt zur Seite. In dem Moment, als er die Erde berührt, verwandelt er sich zu Stein. In demselben Augenblick tritt nun aus der kalten dunklen Höhle die Prinzessin des Lichts hervor. Der Zauberbann ist gebrochen. Mit beiden Händen hebt sie die goldene Lichtkugel hoch, deren Strahlen gemeinsam mit denen der Liebe, Zuneigung und Hoffnung den Ritter treffen und weit in die Welt hinauswandern.

Aus dem Herzen des Ritters und aus allen verhärteten Herzen der Menschen, die von den Lichtstrahlen berührt werden, verschwindet augenblicklich die Kampfeslust, der Hass, der Neid – und die Liebe hält Einzug.

Anregungen zur Durchführung der Bewegungen:
8. Vers, Abb. 2a, 2c, Abb. 10 , Abb. 11a und Abb. 11b

6. Literaturhinweise

In diesem Buch erwähnte Literatur

1. Monika Lind/Gabi Lind: Taijiquan & Qigong Lexikon, Kolibri-Verlag, ISBN 3-928288-14-8.
2. Gabi Lind: Qigong für alle Kampfkünste, Sport-Verlag Berlin, ISBN 3-328-00781-4.
3. Klaus Moegling: Tai Chi Chuan, Goldmann-Verlag, ISBN 3-442-10425-4.
4. Klaus und Barbara Moegling: Tai Chi Chuan für Einsteiger, Goldmann-Verlag, ISBN 3-442-13943-0
5. Chungliang Al Huang: Tai Ji, Verlag: Gräfe und Unzer, ISBN 3-7742-2473-0.

Literatur, die einem hilft, die Vielseitigkeit von Tai Ji und Qigong besser zu begreifen. Außerdem kann man sich mithilfe dieser Bücher auch viele Anregungen nicht nur für den Kinderbereich holen.

1. und 2. Barbara Schmid-Neuhaus u. a.: Qigong, Akupressur und Selbstmassage, Klettverlag, ISBN 3-12-939902-X und ISBN 3-12-939901-1.

3. Foen Tjoeng Lie: Tai-Ji-Quan: Falken-Verlag, ISBN 3-8068-0850-3.
4. Josephine Zöller: Das Tao der Selbstheilung, Ullstein-Verlag, ISBN 3-548-3548-3-1.
5. Else Müller: Wenn der Wind über die Traumwiesen geht, Fischer-Verlag, ISBN 3-596-15214-3.
6. Else Müller: Du spürst unter deinen Füßen das Gras, Fischer-Verlag, ISBN 3-596 23325-9.
7. Liane Schoefer-Happ u. a.: Gute Haltung, tierisch stark, Kösel-Verlag, ISBN 3-466-30455-5.

8. K. Kalbantner-Wenicke: Die Fünf Elemente im Leben von Kindern, Kösel-Verlag, ISBN 3-466-30451-2.
9. Z. Šebková-Thaller: Wurm im Apfel, Hernoul-le-Fin-Verlag, ISBN 3-9802546-4-X.
10. Dr. V. Friebel u. a.: Mit Kindern leben, ro-ro-ro-Verlag, ISBN 3-499-61700-5.
11. Renate Zimmer: Handbuch der Sinneswahrnehmung, Herder-Verlag, ISBN 3-451-23538-2.

7. Für wen das Buch gemacht ist

- Tai-Ji- und Qigong-LehrerInnen, die bisher keinen Einstieg in den Kinderbereich gefunden haben.
- Erwachsene aus dem Kindergarten-, Hort- und Grund- und Sonderschulbereich, die sich vielleicht über neue Anregungen freuen.
- ÜbungsleiterInnen in Sportvereinen, die bisher einen beruhigenden Einstieg oder Ausklang einer Übungsstunde gesucht und keinen gefunden haben.
- Eltern, Großeltern, Onkel und Tanten, die gerne vorlesen oder vielleicht anfangen wollen, Geschichten vorzulesen, die etwas anders und ungewöhnlicher als die üblichen Kindergeschichten sind, und
- alle Kinder im Vorschul- und Grundschulalter.